Iss dich schön!

... und bleib auch schön – ohne OP!

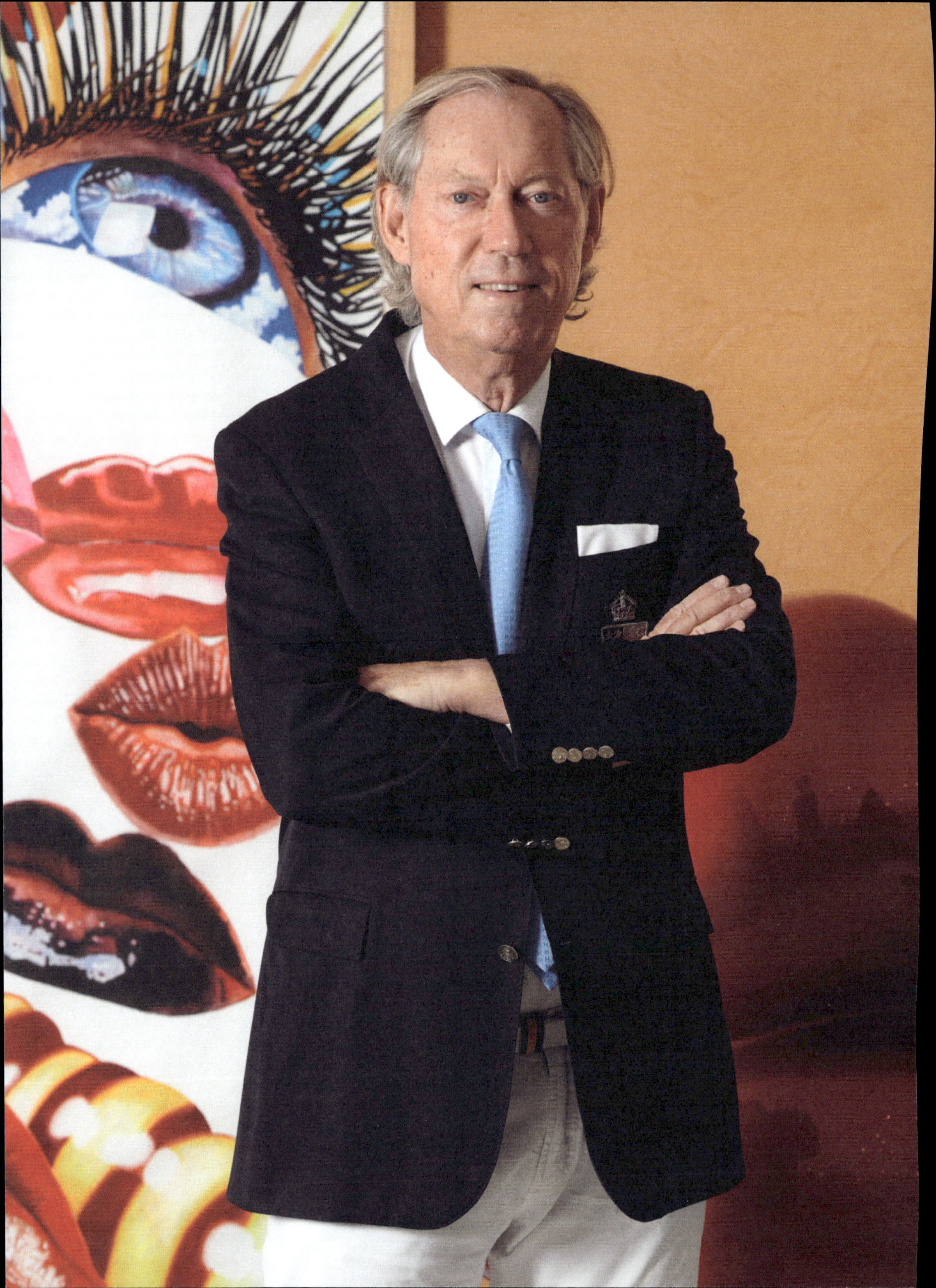

HOWTO©

mit Professor Mang

Iss dich schön!

Pescetarier – die neue Lebensart

molino

Widmung

Dieses Buch widme ich allen Menschen dieser Welt, vor allem aber den Jugendlichen für eine bessere Lebensart und ein längeres Leben mit weniger Falten. Mit der Ernährungsumstellung zum Pescetarier hält man sein Gewicht und fühlt sich ausgeglichener, zufriedener und glücklicher, man geht selbstbewusster und schöner durchs Leben …

Bereits nach vier Wochen als Pescetarier tritt ein spürbarer Erfolg ein – das habe ich am eigenen Leib verspürt. Sie werden stauen und ein neues Lebensgefühl erreichen!

Da ich ein ehrlicher Mensch bin, gebe ich zu, dass ich an Weihnachten mit meinen Enkelkindern einen Rückfall hatte. Der Gänsebraten mit Knödel und Blaukraut war einfach zu verlockend, aber manchmal sündigen schadet nichts, wenn man ansonsten konsequent bleibt.

Ich bin ein Genussmensch und darf alles essen, was schmeckt, außer eben Fleisch. Dafür gönne ich mir gerne auch mal ein Bier oder ein Glas Rotwein. In diesem Sinne: viel Spaß beim Lesen!

Inhalt

Vorwort

Vor Jahren ist der Molino Verlag auf mich zugekommen mit der Bitte, ein Buch über Ernährung nach dem Motto „Wie bleibt meine Haut schön ohne OP?“ zu schreiben. Als Pionier der Schönheitschirurgie habe ich viele medizinische Bücher geschrieben, die inzwischen weltweit bekannt und in viele Sprachen übersetzt sind, so dass ich nicht nur in Europa bekannt bin, sondern vor allen Dingen auch in Russland und in Asien.

In meinem letzten Buch „Abgründe der Schönheitschirurgie“ habe ich kritisch zu dem Thema Stellung genommen, dass man nicht jeden Schönheitswahn als guter Arzt mitmachen muss. Die Erfolgsformel der Bodenseeklinik und der Mang-Schule lautet: vernünftige Schönheitschirurgie ja, Schönheitswahn nein. Weit über die Hälfte unserer Operationen ist rekonstruktive plastische Chirurgie, wobei ich seit über 35 Jahren Menschen helfe, die durch Unfall, Geburt oder Krankheit Probleme und Fehlbildungen an Kopf und Körper haben, die dann medizinisch behandelt und operiert werden.

Der OP ist mein Leben und umgekehrt. Die Entwicklung der sogenannten Schönheitschirurgie in den letzten Jahren, die nicht zuletzt auch dank des Internets besorgniserregende Ausmaße angenommen hat – Mark Zuckerberg hat mit Instagram und Facebook ein Monster erschaffen –, sehe ich äußerst kritisch, denn ein guter ästhetisch-plastischer Chirurg sollte sich nicht dem Zeitgeist unterwerfen. Ich kann teilweise nur noch den Kopf schütteln, wenn ich die Influencer, die sogenannten Instagram-Stars sehe: völlig verzerrte Gesichter, aufgespritzte Lippen, Botox ohne Ende, Bilder, die häufig zudem noch mit Photoshop bearbeitet wurden – und damit wird dann auch noch Geld verdient. Vor allen Dingen wird dadurch ein großer Schaden bei den Jugendlichen angerichtet. Wenn man bei Untersuchungen sieht, dass jedes dritte der 14–16-jährigen Mädchen mit ihrem Äußerlichen unzufrieden ist und aussehen möchte wie irgendwelche Instagram-Stars, dann ist das eine schlechte Entwicklung.

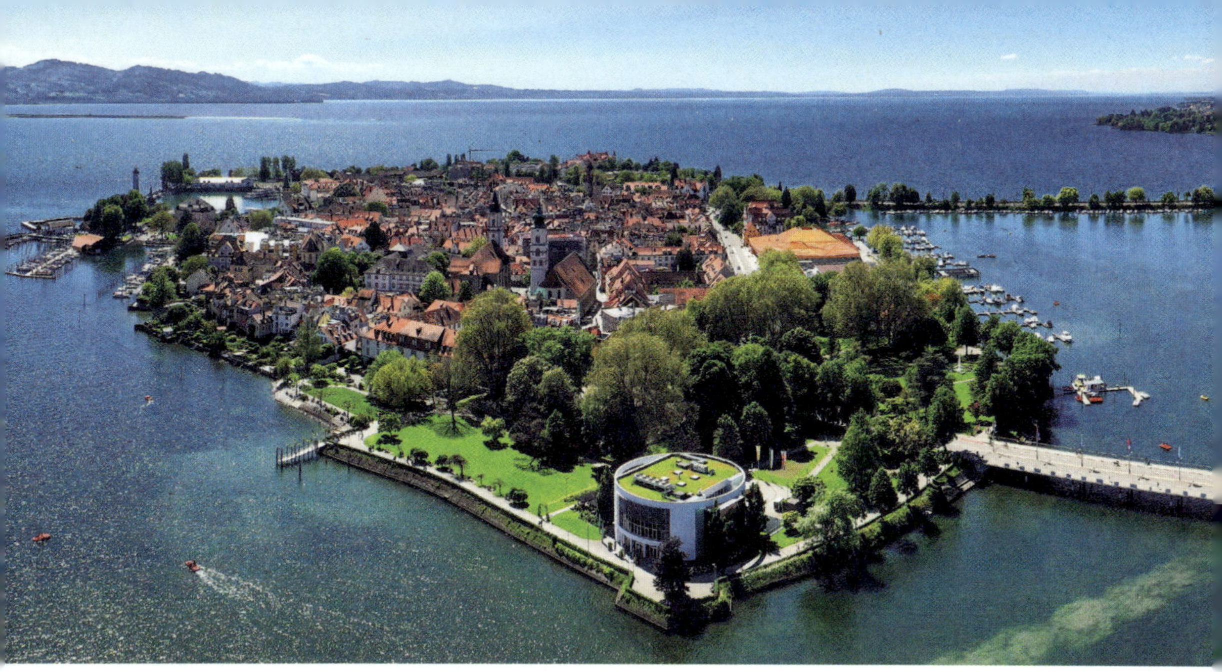

Hinzu kommen natürlich auch unkritische Schönheitschirurgen, die keine fundierte Ausbildung haben, jeden Trend mitmachen und somit viel Unheil anrichten. Es gibt so viele wichtige ästhetisch-plastische Operationen, die medizinisch und psychisch dem Patienten helfen wie beispielsweise: Höckerlangnasen, fliehendes Kinn, ungleiche Brüste, genetisch bedingte Reithosen und Schlupflider. Jetzt kommt nach meiner langen Erfahrung der wichtigste Punkt:

Man kann selbst sehr viel dazu beitragen, schön zu bleiben

- durch Bewegung
- durch gesunde Ernährung
- durch Verzicht auf Nikotin und übermäßigen Alkohol

Fasten und Diät bringen nichts. Man muss sein Leben und die Ernährung umstellen. In den letzten Jahren hat sich mein Genuss von Fleisch und Wurst auf nahezu null reduziert, nicht allein wegen des Tierschutzes und der Umwelt, sondern weil totes Fleisch einfach nicht gesund ist. Bei Veganern und Vegetariern vermisse ich lebensnotwendige Vitamine, Mineralstoffe, Enzyme etc., die in Fisch- und Milchprodukten enthalten sind. Deswegen bin ich auf den Pescetarier gestoßen, der vielen Leuten gar kein Begriff ist. Aber ich halte den Pescetarier für den Schlüssel zu einem langen Leben und für eine schöne Haut. Etwas provokativ: Pescetarier sind schöner.

Natürlich muss man bei seiner Ernährung darauf achten, dass man sein Gewicht hält. Ein Bodymaßindex zwischen 20–25 wäre ideal, denn Übergewicht ist der Schönheitskiller Nummer 1, der Schönheitskiller Nummer 2 für die Haut und das alternde Gesicht ist Nikotin und schlechte Ernährung.

Jetzt sind wir beim Thema: Wissenschaftliche Untersuchungen haben gezeigt, dass der Pescetarier länger lebt und erhebliche Vorteile gegenüber dem Vegetarier hat und auch ein genussvolleres Leben führen kann. Was gibt es Schöneres, als einen gegrillten Bodenseezander mit Gemüse zu essen! Auch auf Milch- und Eiweißprodukte wollen die wenigsten verzichten. Man kann auch mal ein Glas Rotwein trinken und Süßigkeiten essen, aber nur in Maßen. Süßigkeiten sollte man auf keinen Fall zwischendurch vernaschen.

Sie werden merken: Wenn Sie sich auf eine pescetarische Lebensweise einstellen, so wie ich es getan habe, fühlen Sie sich bereits nach zwei Wochen wohler. Sie nähern sich auch bald Ihrem Idealgewicht, wenn Sie die Kohlenhydrate weglassen, und es stellt sich auch recht bald ein gesünderer Schlaf ein. Es ist doch das Allerwichtigste, wenn man möglichst sieben bis acht Stunden schläft, denn dann regeneriert sich die Haut am besten.

Ich möchte dieses Buch nicht nur für all meine Patientinnen und Patienten geschrieben haben, sondern für die ganze Bevölkerung, denn diese Ernährungsumstellung kann Sie vor Krankheiten wie Diabetes, Herzinfarkt, Übergewicht, ja bis hin zum Schlaganfall schützen. Prophylaxe ist das Zauberwort und deswegen möchte ich auch an viele Jugendliche den Appell richten, sich frühzeitig für eine pescetarische Lebensweise zu entscheiden. Fettleibigkeit ist ein Riesenproblem, nicht nur in USA, sondern auch in Deutschland. Über 20 Prozent der Kinder und Jugendlichen sind fettleibig, sie haben also einen Bodymaßindex über 25, und da hilft weder Diät noch Fasten, sondern die frühzeitige Ernährungsumstellung. Wenn ich mit diesem Buch Jugendliche erreiche, die ihre Ernährung und Ihren Lebensstil umstellen, bin ich sehr glücklich. Auch alle Krankenkassen sollten viel mehr Wert auf die Prophylaxe legen, dann könnten wir uns viele Millionen an Kosten einsparen. Jeder kann morgen anfangen, seine Ernährung umzustellen. Pescetarier sind gesünder, schöner und glücklicher!

Vegetarier oder Veganer zu sein, wäre nichts für mich, ich möchte schon ganz gerne einmal ein Käsebrot, Rühreier oder einen guten Fisch essen. Das gehört für mich zum Genuss und zur Lebensqualität dazu. Auf totes Fleisch kann ich gerne verzichten. Oft ist das nur Kopfsache.

Noch ein Tipp vorab: Folgende Produkte können Sie als sogenannte Schlankmacher für zwischendurch genießen. Damit bleiben Sie gesund, haben eine schöne Haut, nehmen ab oder halten Ihr Gewicht und müssen nicht hungern.

Das gehört auf jeden Esstisch

- Vollmilch
- Joghurt
- Käse
- Gemüse
- Obst
- Nüsse
- Vollkornprodukte
- Reis
- Fisch

Mit besten Grüßen, bleiben Sie gesund und schön!

Ihr Prof. Dr. med. Dr. habil Werner-Lothar Mang
– Ärztlicher Direktor der Bodenseeklinik und Präsident der Internationalen Gesellschaft für Ästhetische Medizin e.V. –

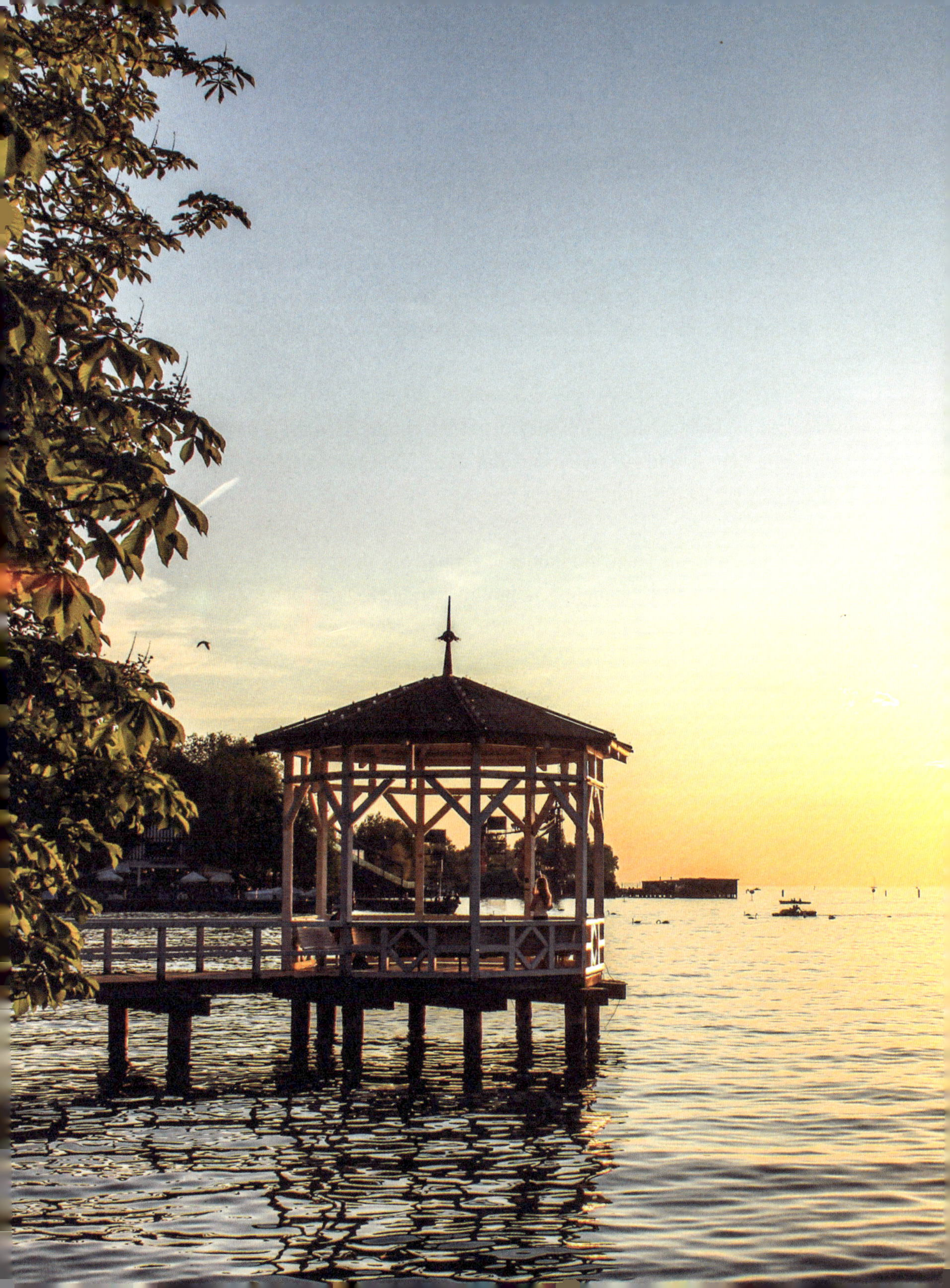

Pescetarier sind die schöneren Menschen

Pescetarismus ist die beste Lebensform – eine Ernährungsumstellung ohne Stress!

Das Wort „Pescetarier“ ist vielerorts noch völlig unbekannt. Bei einer Umfrage, die ich durchgeführt habe, haben von 100 befragten Personen in meiner Heimatstadt Lindau nur drei gewusst, was ein Pescetarier ist. Das Phänomen ist sicher noch mehr Menschen bekannt, jedenfalls hat es das verdient, denn Pescetarier leben länger und gesünder!

Die Bezeichnung leitet sich aus dem lateinischen „piscis“ oder dem italienischen „pesce“ für Fisch ab. Dieser Ernährungstyp, zu dem auch ich zähle, ernährt sich fleischlos, aber fischreich und ergänzt den Speiseplan mit weiteren tierischen Produkten: so etwa mit Bienenhonig, Hühnereiern oder Kuhmilch. Dies ist die Basis für eine grundlegend – ich würde sagen – normale und ausgewogene Ernährung.

Der Pescetarismus ist deutlich besser für die Gesundheit als der klassische Vegetarismus, der Veganismus oder die Vollkost mit Fleisch.

Während der Fleischkonsum für den Organismus eine Belastung darstellt und er Mühe hat, alle wertvollen Nährstoffe zu gewinnen, steht Fisch als bekömmliche und leicht verdauliche Alternative zur Verfügung. Bei Veganern und Vegetariern zeigen sich hingegen ohne ausreichende Hintergrundkenntnisse zur Nährstofflehre schnell Defizite in der Versorgung mit Vitaminen und Mineralstoffen. Besonders die mehrfach ungesättigten Fettsäuren, allen voran die Omega-3-Fettsäuren, Proteine und Aminosäuren sowie die B-Vitamine, Jod und Selen sind beim regelmäßigen Genuss von Fisch unkompliziert und ausreichend vorhanden.

Man kann diese Annahme, dass fischreiche Kost für uns gut ist, auch mit Zahlen belegen. So wirbt die Studie im „Journal of the American Medical Association“ aus dem Jahr 2013 eindrucksvoll für die pescetarische Ernährung. Die Forscher der kalifornischen Loma Linda University erhoben sechs Jahre lang Daten von rund 73.000 Teilnehmern. Sie verglichen alle drei Ernährungstypen – Fleischesser, Vegetarier und Pescetarier – und kamen zu einem eindeutigen Ergebnis: Menschen, die sich fischreich ernähren, haben eine deutlich bessere Gesundheit und Lebensqualität. So wird etwa auch das Risiko für Darmkrebserkrankungen gegenüber anderen Ernährungsformen besonders reduziert.

Die Deutsche Gesellschaft für Ernährung (DGE) empfiehlt, jede Woche mindestens 1–2 Portionen Fisch zu essen. Fisch essen heißt also: gesund essen. Das Fett im Fisch hat eine andere Wertigkeit für den menschlichen Organismus als das Fett aus Fleisch. So enthält Fischöl hochwertige und ungesättigte Fettsäuren, die im Körper für zahlreiche Funktionen notwendig sind, die Zellgesundheit erhalten und somit nachhaltig für Vitalität, Energie und Wohlbefinden sorgen. Wer regelmäßig Fisch isst – am besten natürlich den Naturfisch aus dem Bodensee wie etwa Zander, Bodenseefelchen oder Eglifilet –, der kann auch das Risiko für Herzinfarkt, Schlaganfall und Fettstoffwechselstörungen mindern. Und nicht nur das! Auch für die sich schleichend einstellenden und erst bei kritischen Zusammenhängen auffallenden Cholesterinwerte ist Fischessen von Vorteil.

Pescetarismus ist deshalb die ideale Ernährung für Gesundheit, Wohlbefinden und die natürliche Schönheit von innen. Ob Sie nun vollständig zum Pescetarismus wechseln oder den Fleischkonsum durch die erhöhte Zufuhr von Fisch und Fischspezialitäten reduzieren wollen – in beiden Fällen sorgen Sie künftig gut für eine ausgewogene und hochwertige Nährstoffaufnahme, die Ihrer Gesundheit, Ihrer Schönheit und Ihrem Wohlbefinden Vorschub leistet. Pescetarier genießen übrigens die gleichen Vorzüge für die Gesundheit wie die Anhänger der mediterranen Küche, die als Jungbrunnen für Körper, Geist und Seele gilt. Genussvolle Vielfalt ist mit dem Pescetarismus an der Tagesordnung, was die abwechslungsreiche und ausgewogene Kost mit wenigen Vorkenntnissen ganz einfach macht.

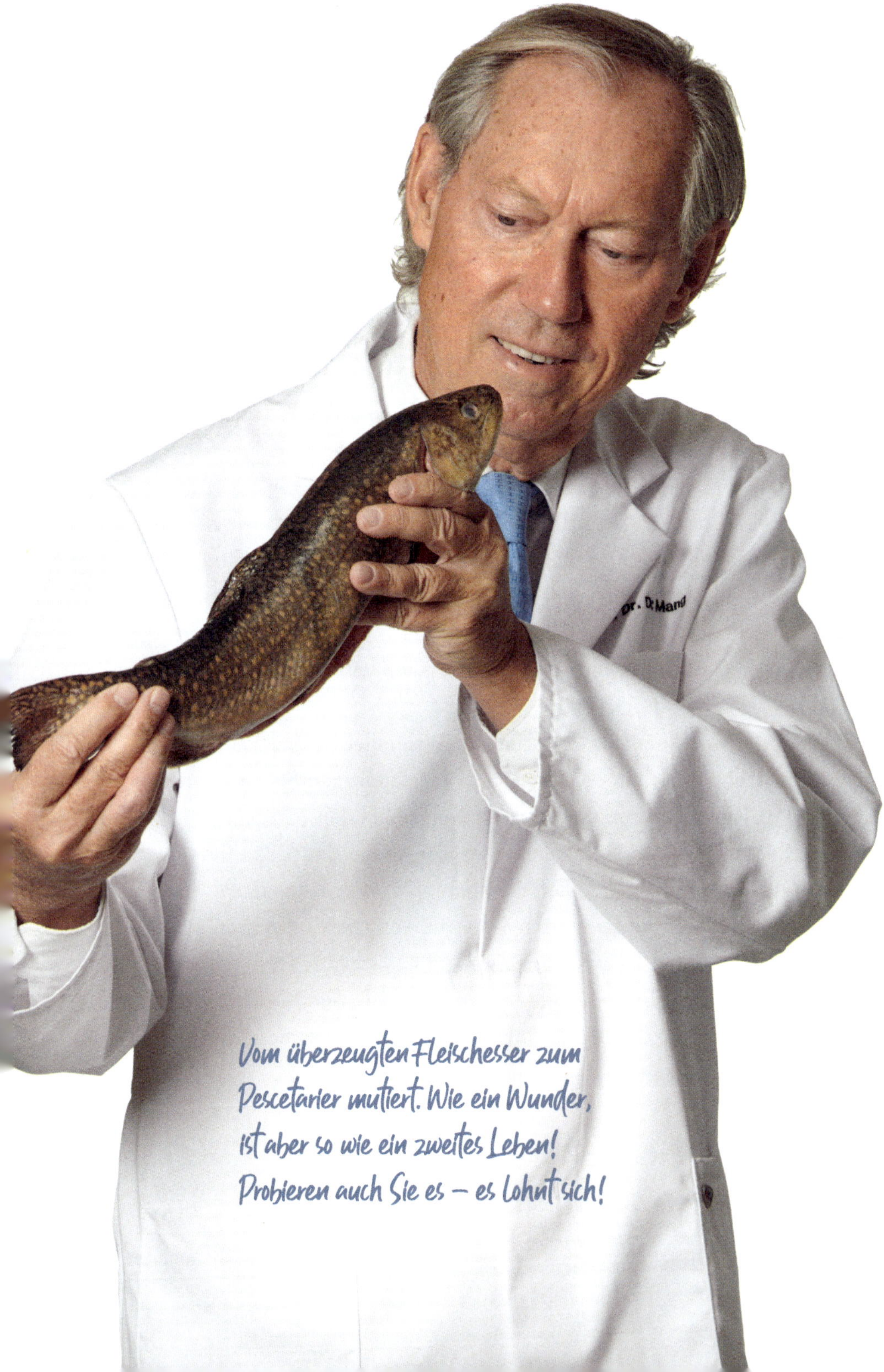

Vom überzeugten Fleischesser zum Pescetarier mutiert. Wie ein Wunder, ist aber so wie ein zweites Leben! Probieren auch Sie es – es lohnt sich!

Gut für Mensch, Tier und Umwelt

Ich habe vor einigen Jahren an Allerheiligen nach dem Besuch am Grab meiner Eltern meine Ernährung umgestellt: „Ich will mal hundert Jahre alt werden!“ Wie gesagt, Pescetarismus ist die beste Lebensform! Ebenso überzeugt bin ich von Produkten in Bio-Qualität. Wenn man sich vorstellt, was in Bananen, Gemüse und Obst an Pestiziden steckt, dann traut man sich schon fast nicht mehr, diese Früchte anzufassen. Ich habe jedes Mal Niesattacken und eine zugeschwollende Nase bekommen, wenn ich in einen konventionell produzierten Apfel gebissen oder eine Banane geschält habe. Seit ich auf Bio-Bananen umgestellt habe, niese ich nicht mehr.

Untersuchungen haben bestätigt, dass diese Früchte massiv mit Pestiziden und Schadstoffen belastet sind, gleichzeitig zeigt die Wissenschaft, dass in Bio-Produkten rund 90 Prozent weniger Schadstoffe nachzuweisen sind. Sie sind nicht ganz frei davon, aber sie sind eindeutig geringer belastet. Deswegen bin ich Anhänger der biologischen Landwirtschaft. Es muss aber nicht alles Bio sein, denn bei einigen Lebensmitteln ist die Zertifizierung nicht zwingend notwendig.

Wir am Bodensee leben in einer paradiesischen Region. Wir haben Bauern, die Bio-Früchte und Bio-Gemüse herstellen, wir haben Fischer, die unmittelbar am sauberen Bodensee mit seiner Trinkwasserqualität Fische verkaufen und Weidekühe, die eine saubere Milch liefern, und freistehende Rinder, die nicht im Gehege zu Tode gequält werden. Inzwischen verfügen aber auch alle Supermärkte über Bio-Qualität, die nur unwesentlich teurer ist. Ich kann nur raten, wenigstens Obst und Gemüse von Bio-Erzeugern zu kaufen. Die Mehrkosten sind gut und nachhaltig investiert: in Geschmack und vor allem Gesundheit!

Als ernährungs- und konsumbewusster Pescetarier schlagen Sie drei Fliegen mit einer Klappe. Es ist so einfach, aber ich möchte Ihnen im Detail aufzeigen, warum es für uns alle und unsere Umwelt positiv ist, wenn Sie sich pescetarisch ernähren.

Pescetarisch leben lohnt sich!

- Positive Effekte für den Tierschutz: keine Quälerei mehr, keine Massentierhaltung
- Aktiver Umweltschutz: Reduktion extremer CO2-Werte, geringere Fleischproduktion
- Nachhaltige Gesundheit: schönere Haut und längeres Leben ohne Fleisch

Dabei muss natürlich berücksichtigt werden, dass es auch in der Fischaufzucht teils gravierende Missstände gibt. Geschmackliche Vorzüge und einen Mehrwert für Tierwohl und Umwelt können Sie nur einlösen, wenn Sie Qualitätsfisch kaufen, am besten zertifizierte Ware. Die wichtigsten Sigel hierzu finden Sie im Kapitel „Fischgerichte".

Ein nachhaltiger Lebensstil beginnt bei den meisten Menschen mit der Erkenntnis, dass unsere Ernährung in Bezug auf den Fleischkonsum kritisch zu betrachten ist. Maßgeblich ist der hohe Konsum von Fleisch für die Entstehung von Tierquälerei und Massentierhaltung. Vor allem für den Discounterbereich stehen zudem die niedrigen Preise für Händler und Verbraucher im Mittelpunkt. Das sorgt wiederum dafür, dass die Tierhaltung so gestaltet wird, dass allein die Wirtschaftlichkeit der Betriebe im Vordergrund steht.

Häufig ist auch das aufkeimende Bewusstsein für die Massentierhaltung und den unsagbaren Umstand der Tierzucht ein Grund für Menschen, sich mit dem fleischlosen Leben auseinanderzusetzen und Massentierhaltung künftig als Konsument nicht mehr zu fördern.

In der Folge werden Kosteneinsparungen vorgenommen oder direkt eine optimierte Planung umgesetzt, in der auf die Bedürfnisse der Tiere keine Rücksicht genommen werden kann und genommen wird. Die Massentierhaltung ist dabei nicht allein aus Sicht gesundheits- und umweltbewusster Verbraucher ein Thema, für das in einem nachhaltigen Lebensstil kein Platz ist. Häufig ist auch das aufkeimende Bewusstsein für die Massentierhaltung und den unsagbaren Umstand der Tierzucht ein Grund für Menschen, sich mit dem fleischlosen Leben auseinanderzusetzen und Massentierhaltung künftig als Konsument nicht mehr zu fördern.

Mit der Entscheidung, künftig als Pescetarier zu leben, treten Sie ebenfalls für mehr Nachhaltigkeit in Ihrem Leben ein. Sie müssen somit nicht länger Teil eines Ernährungssystems sein, dass auf der Qual von Tieren basierend einen fragwürdigen Genuss zelebriert.

Längst ist in den Medien bekannt geworden, wie schwerwiegend der Einfluss der Massentierhaltung auf die CO_2-Problematik ist. Umweltschutz lässt sich mit Massentierhaltung nicht in Einklang bringen, was Studien über die Verbindung von Klimaschutz und Fleischkonsum allein für Deutschland belegen. Rund acht Prozent der Bevölkerung in Deutschland leben vegan oder vegetarisch. Dennoch berechnet der Handel einen durchschnittlichen Jahresverzehr von rund 60 Kilo Fleisch pro Kopf.

Am Beispiel von Rindfleisch wird deutlich, wie verheerend die Folgen von Massentierhaltung für den Klimawandel sind. Rinder produzieren im Verdauungstrakt Methan, das ebenso wie beim Menschen über das Aufstoßen und Flatulieren den Körper verlässt. Jede Kuh produziert dabei rund 200 Liter Methan am Tag. Dies ist bei wenigen Tieren kein Problem, jedoch in der Massentierhaltung eine exorbitante Gesamtmenge. Methan zählt zu den Treibhausgasen und ist rund 25-mal klimaschädlicher als andere Treibhausgase wie beispielsweise Kohlendioxid.

Neben dem CO2-Ausstoß durch die Tiere kommt auch die Fütterung als Klimafaktor ins Spiel. Als verbreitetes Futtermittel hat sich Soja bewährt, das energiereich, nahrhaft und billig für die Tiermast eingesetzt wird. Jedoch benötigt Soja Wachstumsbedingungen, die nicht überall auf der Welt möglich sind. So wird das Soja für die Fütterung von Tieren in Deutschland zu rund 80–90 Prozent aus Südamerika importiert. Die hohe Nachfrage nach dem Futtermittel Soja begünstigt damit auch die Rodung von Regenwaldflächen.

Ein weiterer Faktor ist die Entsorgung der Gülle, die in solchen Mengen nicht auf den Feldern der Region zum Düngen genutzt werden kann und ebenfalls zum internationalen Handelsgut geworden ist. So wird die Gülle ebenso wie die Tiere selbst oft über weite Strecken im CO_2-produzierenden LKW transportiert. Das ist im Sinne der nachhaltigen Mobilität als problematisch anzusehen, aber erst recht im Sinne des Tierwohls.

Die Entscheidung für den Pescetarismus als Ernährungsform ist nicht nur eine Entscheidung für die Gesundheit, sondern auch wichtig für die Förderung von Nachhaltigkeit und Umweltschutz. Kurzum: Ändern Sie Ihr Leben!

Vergiss den Schweinebraten, Fisch macht schön!

Hoher Fleischkonsum gilt laut der Deutschen Gesellschaft für Ernährung (DGE) als kritisch. Schweinefleisch gerät dabei besonders in den Fokus, da es einen hohen Fettgehalt besitzt. Wird das Schwein während der Mast in der Massentierhaltung zudem durch billiges Futter wie gentechnisch verändertes Soja versorgt und mit Medikamenten oder Hormonen behandelt, leidet die Fleischqualität enorm. Die nicht artgerechte Haltung sorgt beim Tier für Stress und verletzte Tiere werden häufig ungeachtet des Zustandes geschlachtet, um das Fleisch zu verwerten.

Hormone und Medikamente sind bei Schweinefleisch besonders problematisch, weil die Tiere nicht schwitzen. Ohne Schweißdrüsen können überschüssige Hormone nicht so effektiv wie beim Menschen abgebaut werden, wodurch sich die Hormongabe von Wachstumshormonen im Fleisch erhält. Auch Giftstoffe bleiben im Fleisch enthalten, wobei fettlösliche Gifte sich durch den Konsum von viel Schweinefleisch auch im menschlichen Körper anlagern.

Billiges Fleisch von Schweinen aus Massentierhaltung sollte daher für die Gesundheit vermieden werden. Doch auch, wenn Schweinefleisch aus Bio-Aufzucht verfügbar ist, bleiben Aspekte wie der hohe Fettgehalt und der damit verbundene Kalorienumfang für die Gesundheit eine Belastung – wenn nicht auf eine ausreichende Reduktion der Menge geachtet wird.

Schlechte und fleischlastige Ernährung ist der Schönheitskiller Nummer 1, denn die Haut ist das Spiegelbild der Ernährung: billiges Discounter-Fleisch mit Antibiotika und Hormonen, fettige Ernährung, wenig Ballaststoffe, Alkohol, Nikotin – diese Gesichter erkenne ich schon in meiner Sprechstunde. Sie begegnen mir nicht selten. Viele verarbeitete Produkte und scheinbar klassische

Nahrungsmittel ruinieren nicht nur unsere Gesundheit, sondern auch unser Erscheinungsbild.

Als echtes Hochleistungsorgan prägt die Haut unseren Körper vielleicht am meisten, jedenfalls am offensichtlichsten. Rund zwei Milliarden Hautzellen besitzt jeder Mensch, um den Organismus zu schützen. Hierbei übernimmt die Haut vielfältige Aufgaben, die von der Abwehr anfallender Schadorganismen und Schadstoffe bis zur Temperaturregelung und Regulierung des Feuchtigkeitshaushalts reichen. Dehnbarkeit und Elastizität der Haut sorgen in zahlreichen Schichten für die Beweglichkeit des Körpers und dessen Fähigkeit zur Regeneration.

Entsprechend ihrer vielfältigen Aufgaben muss sich die Haut regelmäßig selbst regenerieren. Jede Zelle benötigt dabei eine gute Nährstoffversorgung und eine optimale Versorgung mit Fetten und Feuchtigkeit. Auch die Zellerneuerung ist wichtig für den Erhalt von Schutz und Gesundheit. Liegen nicht genügend Nährstoffe für die Zellerneuerung und die Versorgung der gesunden Haut vor, leidet die Zellerneuerung in Qualität und Quantität, da hierdurch mehr Energie für das Ziel aufgewendet werden muss. Die Hautalterung schreitet somit schneller voran und die Hautgesundheit wird herabgesetzt, wodurch die Schutzfunktion der Haut ebenfalls beeinträchtigt werden kann. Die Wundheilung und die natürliche Abwehrfunktion werden herabgesetzt und können den Organismus für Schadstoffe und Schadorganismen gleichermaßen anfälliger machen.

Die Ernährung als Pescetarier bietet dem Organismus eine hohe Dichte an Nährstoffen, die in anderen Lebensmitteln nur eingeschränkt oder gar nicht vorhanden sind. Der hohe Bedarf unseres Körpers an Omega-3-Fettsäuren wird von vielfältigen Fischsorten und Meeresfrüchten optimal gedeckt. So packen Sie mit dem Pescetarismus Gesundheit, Schönheit und Wohlbefinden an der Wurzel an – dank einer hochwertigen Nährstoffversorgung für den ganzen Körper. Neben den Omega-3-Fettsäuren sind vor allem Selen, Vitamin B2 und Vitamin D maßgeblich am Erhalt der Hautgesundheit beteiligt.

Omega-3-Fettsäuren sind Vorläufer wichtiger Hormone und Stoffwechselprozesse. Da die Auswirkungen von Defiziten im Omega-3-Bedarf sehr diffus und schwer zuordnungsfähig ausfallen, ist den meisten Menschen ein Mangel kaum bekannt. Dieser kann aber für Durchblutungsstörungen und Herz-Kreislauf-Erkrankungen ebenso ursächlich sein wie für Schlafstörungen, Depressionen, schlechte Wundheilung und Entzündungsneigung oder für trockene und schuppige Haut. In Wachstums- und Entwicklungsphasen kann ein Mangel an Omega-3-Fettsäuren sogar zu Wachstumsstörungen führen. Wer mehr über die Omega-3-Fettsäuren als Schlankmacher und Booster für unsere Hirnzellen erfahren möchte und sich für die wichtigsten physiologischen Hintergründe interessiert, kann dies im „Ernährungskompass" von Bas Kast sehr gut nachlesen.

Vitamin A ist wiederum als Antioxidans ebenso wie Vitamin D gut für den Zellschutz. Durch eine ausreichende Zufuhr der für die Haut wichtigen Vitalstoffe können Hautprobleme wie trockene Haut oder auch Entzündungen reduziert werden und auch die Zellerneuerung profitiert davon. Gesunde Haut strahlt und beeinflusst das gesamte Erscheinungsbild. Die gute Ernährung verbessert das Wohlbefinden, das sich ebenfalls positiv auf die natürliche Schönheit eines Menschen auswirkt. Durch die Ernährung als Pescetarier fördern Sie nicht nur Ihre Schönheit, sondern unterstützen die Zell- und Hautgesundheit sowie das subjektive Wohlbefinden. Kurzum: Fisch essen macht glücklich. Die Auseinandersetzung mit der ausgewogenen Ernährung hilft Ihnen dabei, durch eine fischhaltige Speiseplanung die optimale Nährstoffzufuhr zu erzielen – und sich nicht nur kurzfristig etwas Gutes zu tun, sondern langfristig die wohltuenden Veränderungen in der Ernährung zu genießen.

Durch die Ernährung als Pescetarier fördern Sie nicht nur Ihre Schönheit, sondern unterstützen die Zell- und Hautgesundheit sowie das subjektive Wohlbefinden.

Mineralstoffe sind ebenfalls wichtig, um die Gesundheit und die Schönheit zu erhalten. Kalzium und Phosphor sind für die Knochen, die Zähne und die Zellen gleichermaßen bedeutsam. Zudem ist Phosphor an Stoffwechselprozessen für die Energieproduktion beteiligt. Eisenmangel gilt als ein häufiges Problem bei Kindern, Heranwachsenden und Schwangeren, das mit vegetarischer Ernährung oft nur bedingt zu beseitigen ist. Für Pescetarier kann hingegen schon eine Portion Muscheln ausreichen, um die gleiche Menge Eisen aufzunehmen wie beim Konsum von Hühnerleber oder Rind. Ergänzen Sie die gewünschte Spezialität mit eisenhaltigen Gemüsesorten wie Spinat, Tomaten oder Brokkoli, ist der Tagesbedarf schnell, lecker und gut gedeckt.

Die Ernährung der Pescetarier ist vielfältig, abwechslungsreich und zugleich mit vielen wertvollen Nährstoffen angereichert, die in anderen Formen der rein vegetarischen Lebensweise häufig fehlen oder ohne ausreichende Kenntnisse der Ernährungswissenschaften zu Mangelerscheinungen führen können, da es schnell zu Defiziten in der Versorgung mit Vitaminen und Mineralstoffen kommen kann. Pescetarier haben sehr selten einen Mangel an wichtigen Nährstoffen wie Kalzium, Phosphor, Vitamin 12 und Zink zu beklagen.

Gesund und schön als Pescetarier – das belegen Studien, meine eigene Erfahrung bei Patienten und mein eigenes Wohlbefinden, seit ich mich selbst für den Pescetarismus entschieden habe.

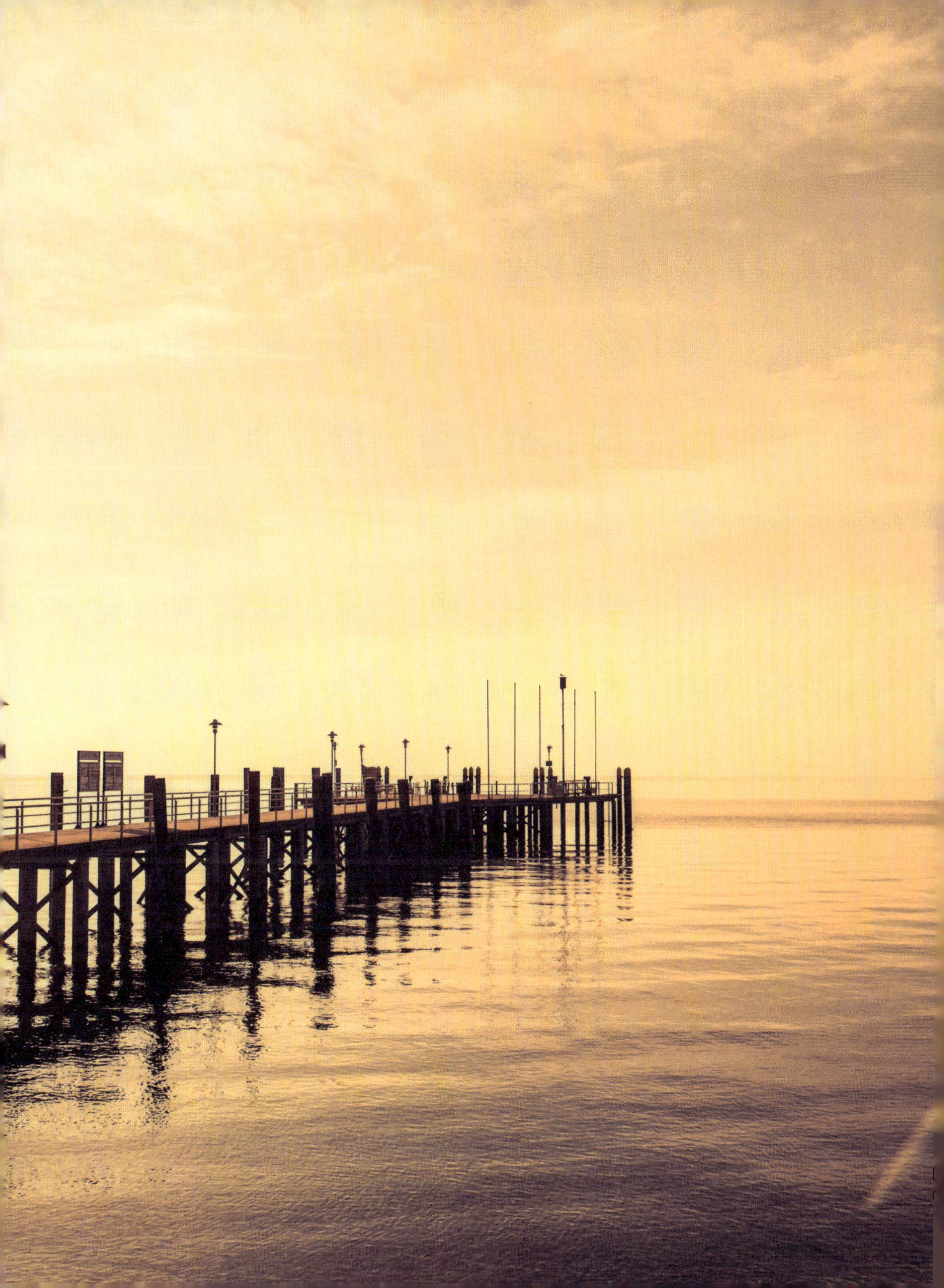

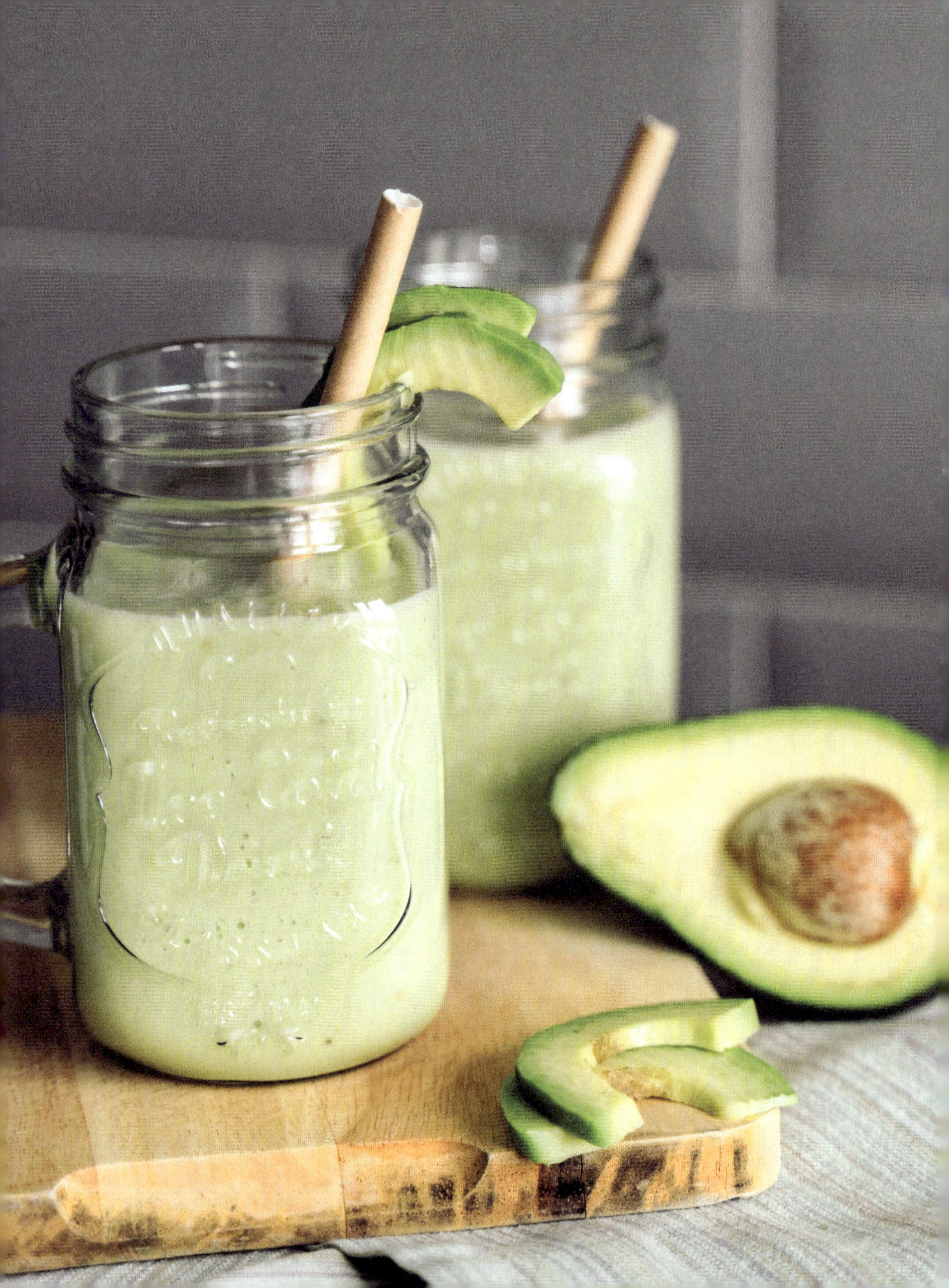

Bewusstes Leben, bewusste Ernährung

Ein gemachtes Bett und eine Nase zum Frühstück

Schönheit und Ernährung ist das augenfälligste und wichtigste Wechselverhältnis, das ich kenne. Aber ich möchte in Bezug auf Schönheit und Schönheitsempfinden noch viel grundlegendere Aspekte aufzeigen: Schönheit ist Einstellungssache.

Wer Schönheit ausstrahlen möchte, der muss eine positive Einstellung zu seinem Leben haben. Wie nehmen Sie Ihre Welt prinzipiell wahr? Sind Sie ein positiver Typ, der an ständige Verbesserung glaubt? Oder sind Sie der nüchterne Typ, der alles als gegeben ansieht und eher dazu neigt, die Welt so zu akzeptieren, wie sie zu einem bestimmten Zeitpunkt ist? Sicher ist: Die Art, mit der wir der Welt begegnen, hat selbst Einfluss auf unsere Welt. Wenn ich jeden Morgen freundlich den Postboten begrüße, dann ist die Wahrscheinlichkeit sehr hoch, dass er zurückgrüßt, entsprechend ein freundlicher Postbote ist. Nehmen Sie die schöne Seite der Welt wahr und gestalten Sie sie positiv und aktiv mit! Wir können über uns hinauswachsen, wenn wir bereit dazu sind, zu sagen: Ich habe mein Leben selbst in der Hand.

Wir können über uns hinauswachsen, wenn wir bereit dazu sind, zu sagen: Ich habe mein Leben selbst in der Hand.

Wenn Sie mich fragen, wie man eine positive Einstellung zur Welt bekommt, fällt mir die legendäre Rede des amerikanischen Admirals William H. McRaven ein, die er vor einer Abschlussklasse der University of Texas hielt. Im Internet kursiert sie inzwischen als die beste Rede aller Zeiten. Was wir aus seinen Worten lernen: Jeder hat die Chance, die Welt zu verändern. Aber wo anfangen? McRaven hat im Laufe seiner Karriere bei der US Navy viel erlebt, aber eines ist immer gleichgeblieben: Der Tag begann damit, das Bett zu machen. Wie Sie wissen, wird dies bei jedem Militär streng kontrolliert. Aber er sieht darin keinen sinnlosen Drill von Vorgesetzten, sondern die einfachste Möglichkeit, diesem neuen Tag Würde zu verleihen.

McRaven sagt dazu: „Beginnen Sie Ihren Tag mit einer erledigten Aufgabe!" Das mache uns stolz und gebe uns Kraft, auch alle weiteren Aufgaben des Tages zu erledigen: Wir sind schon am Morgen zufrieden mit uns. Das Bett machen – ein kleiner Anfang, der aber alles und vor allem Sie selbst verändern kann!

Als Schönheitschirurg habe ich seit Beginn meiner Karriere den Sinn und Zweck meiner Arbeit darin gesehen, Menschen zu helfen, die unter ihrem Aussehen leiden. Sei es wegen eines Unfalls, der sie entstellt hat – oder weil sie sich von Natur aus benachteiligt fühlen. So wurde ich mit der Operation von Götz George, der beim Tatort-Dreh eine schreckliche Nasenfraktur erlitt, in der Öffentlichkeit – vor allem unter Schauspielern und Promis – bekannt. In den letzten Jahren habe ich grundlegende Techniken entwickelt, wie man über die Nasenlöcher, also ohne Narben, Nasen operieren und korrigieren kann. Ich habe über 10.000 Nasen in meinem Leben operiert – und so beginnt auch mein Tag: zum Frühstück eine Nase. Wenn ich bereits morgens etwas Gutes geleistet habe, dann bleibt auch der Rest vom Tag sonnig – egal, wie das Wetter draußen ist. Was auch immer Sie gut können, beginnen Sie damit Ihren Tag! Und sei dieses Etwas scheinbar klein und selbstverständlich!

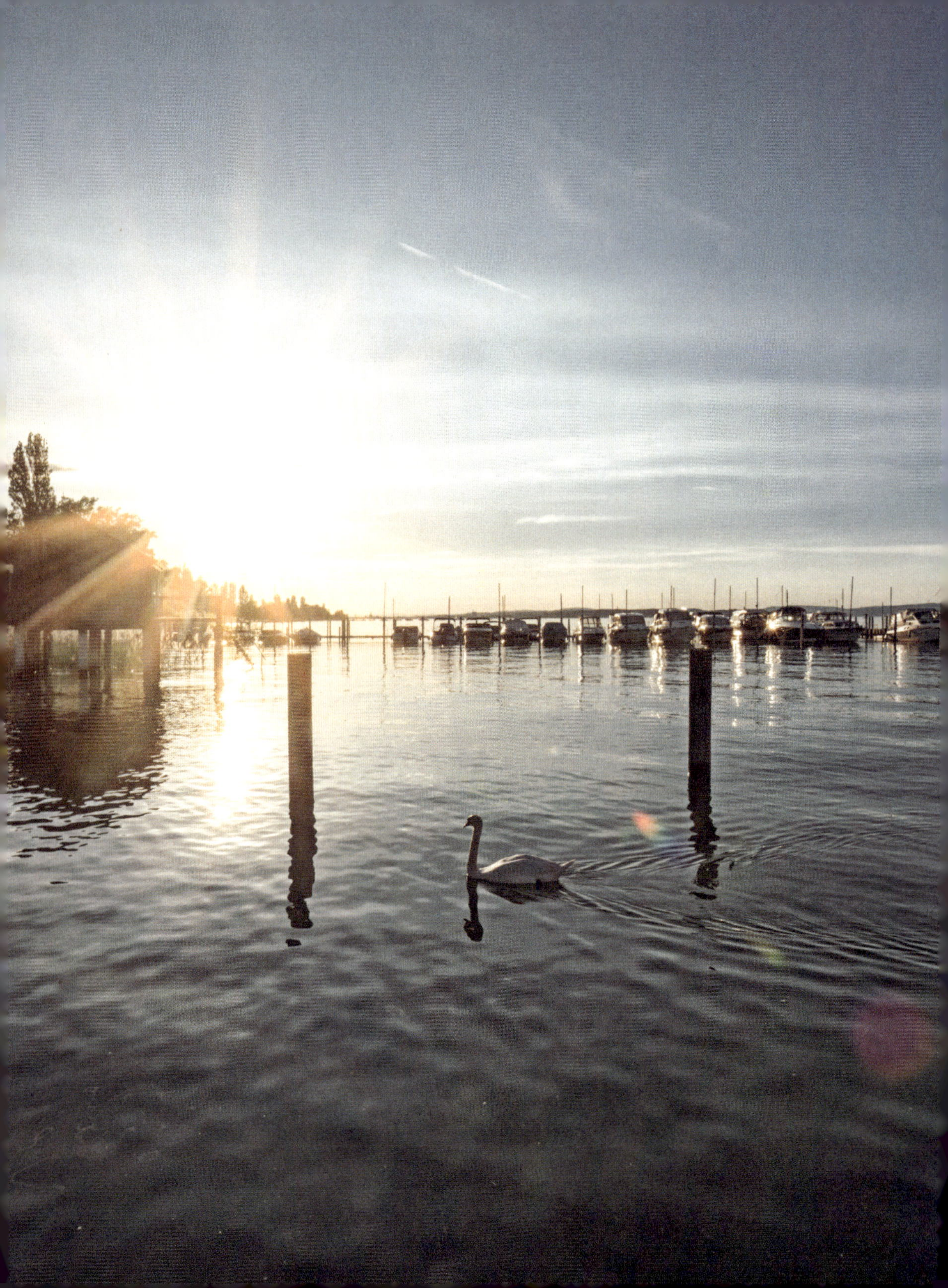

Die Mang'sche Formel: Fünf einfache Schönheitsrituale

Ich wurde als Schönheitschirurg bekannt, nicht weil ich immer zum Messer gegriffen habe, sondern weil ich es oft liegengelassen habe. Ich habe viele Wünsche meiner Patienten abgelehnt, weil sie nicht meinem Prinzip entsprochen haben: Gesundheit vor Schönheit. Schönheit muss natürlich und bleibend sein. Wir dürfen unsere Sehnsüchte nicht den schnellwechselnden Moden unterwerfen. Das gilt heute mehr denn je. Dafür sind unser Körper und unser Aussehen zu kostbar.

Mein Erfolg als Arzt ging damit einher, dass die Schönheitschirurgie in Deutschland endlich salonfähig geworden ist. Ich habe einen nicht unbedeutenden Teil dazu beigetragen. Aber ich bin nie dafür angetreten, einen bestimmten Promi-Hintern zu formen und Schlauchbootlippen aufzublasen. Ich wiederhole mich seit Jahrzehnten: Die ästhetische und plastische Chirurgie ist dafür da, abstehende Ohren, Höckerlangnasen, ungleiche Brüste, Fettpolster oder Reiterschenkel zu korrigieren. Sie ist ein Schlüssel für Menschen, die psychisch unter ihrem Aussehen leiden, und sei das auch nur rein subjektiv. Damit trägt die Schönheitsmedizin einen beachtlichen Teil zur psychischen Gesundheit in unserer Gesellschaft bei.

In diesem Buch sind mir Haut und Haare besonders wichtig, denn zarte, glatte Haut und gepflegtes Haar sind die vielleicht langlebigsten Kriterien für Schönheit. Natürlich helfe ich als Schönheitschirurg mit medizinischen und operativen Methoden, Menschen ihrem Ideal näherzubringen. Als Hypochonder würde ich selbst keine Operation an mir vornehmen lassen. Mit meinen eigenen Macken lebe ich gut und gerne.

Gesundes Leben ersetzt so manche Operation. Ich spreche hier gerne von vernünftigem Leben. Ich weiß, dass Alkohol und Rauchen nicht gut sind, aber an einem warmen Sommerabend gönne ich mir mit Blick auf den Bodensee auch gerne ein Glas Rotwein und eine gute Zigarre. Gesund ist das nicht gerade, aber es ist vernünftig, dass ich es nicht jeden Tag mache. Alles in Maßen ist okay.

Ich möchte Ihnen jetzt meine fünf einfachen Rituale für mehr Schönheit präsentieren. Es wird Ihnen auffallen, dass ich nicht von irgendwelchen Hexenwerken spreche. Schönheit ist kein Hexenwerk, sondern das Zusammenspiel physiologischer und psychologischer Komponenten. Wenn wir einen gesünderen Lebenswandel suchen, sind dies zuallererst Verhaltensmuster, die wir uns antrainieren müssen. Spürbare Wirkung erreichen wir nur, wenn wir wiederholen, was uns guttut. Machen Sie die folgenden fünf Bausteine zu Teilen Ihres Alltags und haben Sie immer ein Bewusstsein dafür, dass sie Ihnen helfen werden, noch mehr Ausstrahlung zu entfalten!

Sieben Stunden Schlaf

Man sollte sieben Stunden schlafen. Das fällt in vielen Lebenslagen nicht leicht. Ich erinnere mich noch gut an die Nächte, als unsere Kinder noch klein waren. Im fortgeschrittenen Alter fällt es vielen Menschen schwer, ein- und durchzuschlafen. Es ist eine Ironie der Natur: Wenn wir schlafen könnten, dürfen wir nicht, wenn wir endlich dürfen, können wir nicht mehr ausgiebig und unterbrechungslos schlafen.

Ritualisieren Sie zunächst Ihre Schlafzeiten. Gehen Sie am besten eine Stunde vor Mitternacht ins Bett. Verzichten Sie vor dem Einschlafen auf Blaulicht. Inzwischen haben Smartphones und Tablets einen wirksamen Blaulichtfilter. Aber auch das berühmte Einschlafen vor dem Fernseher ist nicht zuträglich. Achten Sie vor dem bewussten Zubettgehen auch auf die Beleuchtung. Zu große Helligkeit blockiert die schlaffördernde Melatoninproduktion. Wir geben unserem Körper die falschen Signale. Nur warmes und reduziertes Licht veranlasst unsere Zirbeldrüse, Melatonin auszuschütten: Tageslichtnahe Beleuchtung zum Aufwachen und Kerzenschein zum Einschlafen.

Genügend Schlaf erhöht unsere Kreativität und Leistungsfähigkeit, Goethe hat genauso gerne ausgeschlafen wie Einstein. Sieben Stunden sind dabei völlig ausreichend. Das haben verschiedene Studien gezeigt. Mich interessiert dies zuerst deswegen, weil Schlaf nicht nur für unser Hirn und Nervensystem wichtig ist, sondern auch für das größte unserer Organe: für unsere Haut.

Wer sieben Stunden schläft, gibt seiner Haut die beste Chance, sich zu regenerieren. Schön im Schlaf? Ja, das geht! Ich gehe so um 22 Uhr ins Bett, lese eine Stunde und schlafe wie ein Murmeltier sieben Stunden, stehe um 6:30 Uhr auf, trinke eine große Tasse Pfefferminztee mit einer ganzen gepressten Zitrone, esse eine Bio-Banane und fahre dann um 7:30 Uhr gut gelaunt in die Klinik.

Hautpflege

Auch Hautpflege ist zunächst ein Körperritual. So selbstverständlich das klingt: Wie oft haben wir am Abend keine Lust mehr, uns vor dem Zubettgehen frisch zu machen? Aber genau darum geht es: Vor dem Schlafengehen die Haut gut reinigen und mit Wasser spülen, eine Nachtcreme auftragen, die keinesfalls zu fett sein darf. Die Haut muss mit genügend Feuchtigkeit versorgt werden, um elastisch und geschmeidig zu bleiben. Außerdem kann sich die Haut nur revitalisieren, wenn wir ihr die Chance geben, zu atmen.

Seit Jahrzehnten beschäftige ich mich mit der dermatologischen Praxis. Die Frage lautet bei einer guten Nachtcreme immer: Wie kann die Ruhezeit genutzt werden, um die Festigkeit und Spannkraft, also die Vitalität, der Haut zu verbessern und Anzeichen der Hautalterung zu vermeiden.

In der Nacht laufen verschiedene Reparatur- und Regenerationsvorgänge in der Haut ab. Nachtpflege sollte diese Reparaturmechanismen unterstützen und folgende Substanzen erhalten: Vitamin A, Vitamin E, Vitamin A-Säure, Liponsäure oder Kollagen. Ich empfehle Ihnen, einmal pro Woche eine Grüntee-Maske aufzulegen. Sie können diese einfach zu Hause herstellen und werden schnell die positiven Effekte wahrnehmen.

Prof. Mangs Grüntee-Beauty-Maske S. 69

Weil die Haut um unsere Augen besonders dünn ist, neigt sie früh zur Faltenbildung. Wir müssen sie reichlich mit Feuchtigkeit und Fett versorgen. Eine bewährte Methode ist, morgens und abends Augenfluid mit den Fingerspitzen sanft ins Ober- und Unterlid einzuklopfen. Ich empfehle gerne die Wirkstoffe Algenextrakt, Vitamin C, A oder E.

Wer seiner Haut etwas besonders Gutes tun will, der gönnt sich regelmäßig eine manuelle Lymphdrainage, um Stauungen im Hautgewebe zu lösen, sodass die Lymphflüssigkeit abfließen kann und die Zellen wieder optimal mit Nährstoffen versorgt werden. Die Ausstreichungen sorgen auch für psychische Entspannung.

Bewusste Küche

Im letzten Teil dieses Buchs habe ich Ihnen einige pescetarische Rezepte zusammengestellt, die Sie bei Ihrer neuen Mission „Iss dich schön!“ unterstützen werden. Neben fischreicher Ernährung empfehle ich gerne Trennkost und die Ernährungskultur des Südens. Wenn Sie es noch nicht getan haben: Entdecken Sie die mediterrane Küche für sich! Olivenöl, Knoblauch und Balsamicoessig sind Wundermittel aus der Küche. Genießen Sie ausgiebig Salat, Obst und Gemüse.

Essen gibt unserem Tag seine Struktur, das gemeinsame Essen sorgt für soziale Begegnung oder für den Rückzug in die Familie. Keine anderen Rituale

Essen gibt unserem Tag seine Struktur, das gemeinsame Essen sorgt für soziale Begegnung oder für den Rückzug in die Familie.

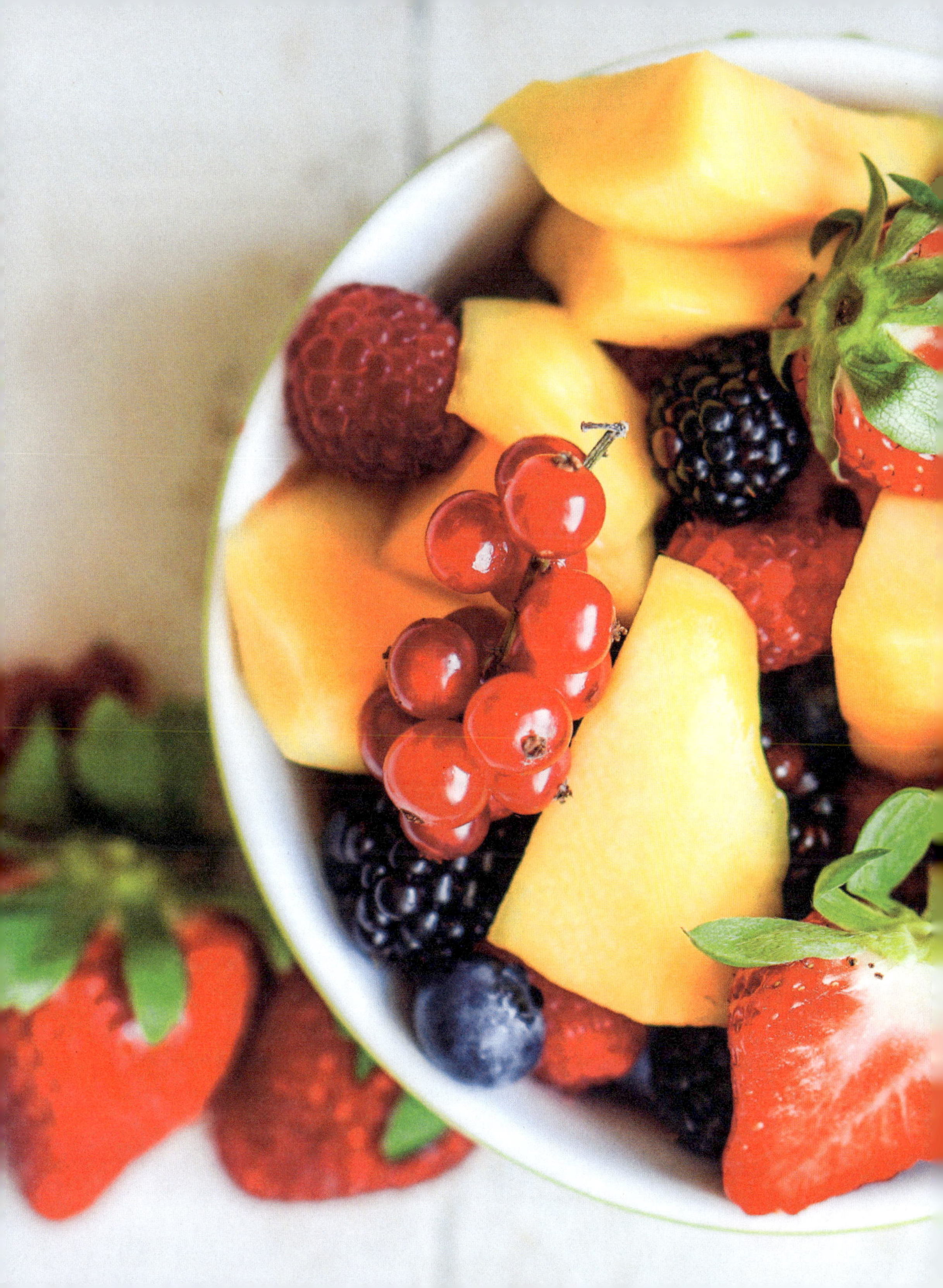

sind so weit verbreitet wie das Frühstücken, Mittagessen und Abendessen. Für mich sind dies alles aber auch Schönheitsrituale, denn Essgewohnheiten pflegen wir über Jahre und sie entscheiden oft, ob wir unser Schönheitspotential entfalten können oder ob uns ein ungesunder Lebensstil an der Nasenspitze anzusehen ist.

Das beste Frühstück, das mich selbst seit drei Jahrzehnten im OP fit hält, ist ein ausgewogener Obstsalat. Regen Sie mit Ananas Ihre Verdauung an und versorgen Sie sich schon früh am Morgen mit wertvollen Vitaminen aus der Banane. Mit Äpfeln holen Sie sich die notwendigen Ballaststoffe und ein langlebiges Sättigungsgefühl. Äpfel regen auch unsere Darmtätigkeit an.

Ich empfehle immer nur eine warme Mahlzeit. Abends empfiehlt sich Vollkornbrot und Rohkost aller Art. Greifen Sie zwischendurch zu einer Hand voll Nüsse oder Sonnenblumenkerne.

Verzichten Sie in Ihrem Alltag auf Nikotin, Alkohol und auf Süßigkeiten! Der beste Ersatz für Süßigkeiten ist Bewegung und persönlicher Erfolg. Suchen Sie nach Momenten, die Sie stolz machen. So schütten wir körpereigene Glückshormone aus und das Glücksempfinden ist nachhaltiger als bei einem Stück Schokolade.

Schönheitselixier Wasser

Wasser ist Lebenselixier. Nicht zufällig habe ich meine Klinik in Lindau am Bodensee gegründet – mit Blick auf den See. Hier wird mir jeden Tag vor Augen geführt, was unsere Grundlage für ein gesundes Leben ist: natürliches Wasser, das durchströmt ist und aus der Tiefe kommt. Und so wirkt es auch!

Man kann uns ansehen, ob wir genügend trinken. Wenn wir die Haut nicht von innen mit ausreichend Feuchtigkeit versorgen, dann bringt die beste Creme nichts. Wir entziehen dem Bindegewebe Flüssigkeit und das lässt unsere Haut austrocknen und dies fördert auch die Fältchenbildung. Genügend Wasser verschafft uns also ein schöneres Hautbild.

Sie sollten mindestens 1,5 Liter Wasser pro Tag trinken, lieber aber mehr. Kaffee oder Schwarztee darf hier nicht berücksichtigt werden, weil diese Wachmacher unserem Körper Wasser entziehen, statt es ihm zuführen. Zum Frühstück ist Pfefferminztee mit Zitrone empfehlenswerter als Kaffee. Nicht zuletzt, weil Sie mit einer halben Zitrone Ihren gesamten Tagesbedarf an Vitamin C decken.

Verzichten Sie, wenn es geht, auch auf Kohlensäure, damit Ihr Körper nicht übersäuert. Basische Getränke und Tee wie Früchte- oder Pfefferminztee sind das Beste für Ihren Körper. Insbesondere der grüne Tee, der bei vielen im Alltag ein Schattendasein führt, tut uns gut: Er steigert unsere Kraft und hilft uns, die schädlichen Radikale zu entschlacken und trägt damit zu einer gesünderen Haut bei. Er ist aber auch reich an Vitaminen, beruhigt Magen und Darm und er geht gegen Karies vor, weil er Fluor enthält.

Verzichten Sie, wenn es geht, auch auf Kohlensäure, damit Ihr Körper nicht übersäuert.

Limonaden, zuckerreiche Säfte und Alkohol sollte man möglichst vermeiden. Wie gesagt: 1–2 Gläser Wein sind in Ordnung, schließlich enthält Rotwein Flavonoide, die gesund sind. Aber Alkoholtrinken sollte nicht zur Gewohnheit werden.

Das beste Schönheitselexier ist und bleibt: stilles Wasser.

Das beste Schönheitselexier ist und bleibt: stilles Wasser.

Konditionieren Sie sich mit dem vielleicht leichtesten Schönheitsritual: Stellen Sie sich gleich morgens eine Kanne Grüntee bereit. Trinken Sie regelmäßig und warten Sie nicht erst auf Mangelerscheinungen! Ausreichendes Trinken wird Ihr Aussehen und Ihr Körperempfinden spürbar verbessern. Geben Sie Ihrem Körper, was er braucht, und nutzen Sie die einfache Chance der Trinkkur, um Ihr Hautbild und Ihren Teint vital zu halten!

Mehr Bewegung, denn Übergewicht ist der Schönheitskiller Nr. 1

Das Versprechen meines Buchs ist groß: „Iss dich schön!“ Aber zu gesunder Ernährung gehört auch ein gesundes Maß an Bewegung. 20 Minuten am Tag müssen bei jedem Menschen drin sein. Radfahren oder Laufen ist ideal für Menschen, die den Einstieg in den gesunden Lebenswandel suchen. Sie halten damit Ihren Körper gesund, regulieren Ihren Kreislauf. Aber jede sportliche Einheit kann auch als Beauty-Einheit gesehen werden: Sie straffen Ihre Muskeln und gehen gegen Cellulite vor. Außerdem verspürt jeder Sportler eine große Befriedigung, wenn er sich körperlich herausfordert. Sport und Sex sind sich darin ganz ähnlich: Bei beidem schüttet Ihr Körper Glückshormone aus. Nach einer seriösen amerikanischen Studie soll zweimal in der Woche Sex das Hautbild nachhaltig verbessern. Und auch so: Liebe tut Körper und Seele gut!

Wer Sport macht, steigert seine Durchblutung, die Haut wird rosig, glatt und frisch. Unsere Figur strafft sich, weil der Körper Testosteron und Wachstumshormone freisetzt. Wir sehen dadurch besser aus, gleichzeitig erhöht Sport auch unsere Lebenserwartung und verhindert, dass wir anfangen, an vermeidbaren Zivilisationskrankheiten zu leiden.

Inzwischen ist Vorsorge ein wichtiges Grundprinzip unserer medizinischen Versorgung geworden. Das sollten Sie nutzen. Alle zwei Jahre zahlt die Kasse einen umfassenden Check-Up bei Ihrem Hausarzt. Hier können Sie auch die Eckdaten Ihrer Fitness überprüfen. Oder Sie gehen gleich zum Sportmediziner.

Sport sollte Ihre gute Gewohnheit sein. Auch wenn Sie das Gefühl haben, Trainingseinheiten nicht in Ihrem Tagesrhythmus unterbringen zu können: Es wird Ihnen gelingen. Sie können auch Strecken, die Sie regelmäßig in Ihrem Alltag zurücklegen müssen, bewusst als Sporteinheit begreifen. Dann laufen Sie schneller zur Bushaltestelle oder fahren mit dem Fahrrad zur Arbeit. Sport in Ihr Leben zu integrieren, ist ein lohnenswertes und lebensverlängerndes Projekt. Wer Sport macht, kann 40 Jahre 40 bleiben, und wer keinen Sport macht, altert schnell. Was jeden motivieren dürfte: Wer Sport macht, hat ein geringeres Risiko an Krebs, etwa an Brust- oder Darmkrebs, zu erkranken. Sport gegen Krebs – das ist ein bewährtes Rezept, auch bei Betroffenen.

Sport machen Ihrer Gesundheit zuliebe!

- Wer Sport macht, aktiviert die Abwehrkräfte des Körpers und verbessert damit sein Immunsystem. Kurzum: Wer einen sportlichen Alltag hat, ist nicht nur fitter, ihm fallen nicht nur gewisse Tätigkeiten einfacher – er ist auch schlicht und einfach weniger krank.
- Wer Sport macht, hat einen besseren Fettstoffwechsel. Damit reduziert sich das Arterioskleroserisiko und das Risiko von Herzkreislauferkrankungen. Sie reduzieren also die Gefahr auf einen Herzinfarkt und Schlaganfall.
- Wer Sport macht, hat einen besseren Knochenstoffwechsel. Sie reduzieren das Risiko, an Osteoporose zu erkranken.
- Wer Sport macht, hat einen besseren Glukosestoffwechsel. Sie reduzieren das Risiko, an Altersdiabetes zu erkranken.
- Wer Sport macht, verringert den oxidativen Stress und verbessert die Resistenz gegen freie Radikale – Sie werden also bei gleicher Belastung deutlich weniger schnaufen müssen.
- Wer Sport macht, verbessert seine Koordination, bei schonenden Sportarten bleiben Ihre Gelenke beweglich und Sie verhindern Alterserscheinungen, Ihre Bewegungen bleiben geschmeidig.

Wer Sport macht, hält sein Gewicht. Ich starte täglich mit fünf Minuten Gymnastik, laufe jeden Tag mindestens 5.000 Schritte und benutze keinen Lift. Ich spiele zweimal die Woche für eine Stunde Tennis, im Winter Skifahren am Wochenende, ich nutze jede freie Minute an der frischen Luft.

Mit 72 muss man sich fit halten wie ein Leistungssportler, wenn man bis 80 operieren will!

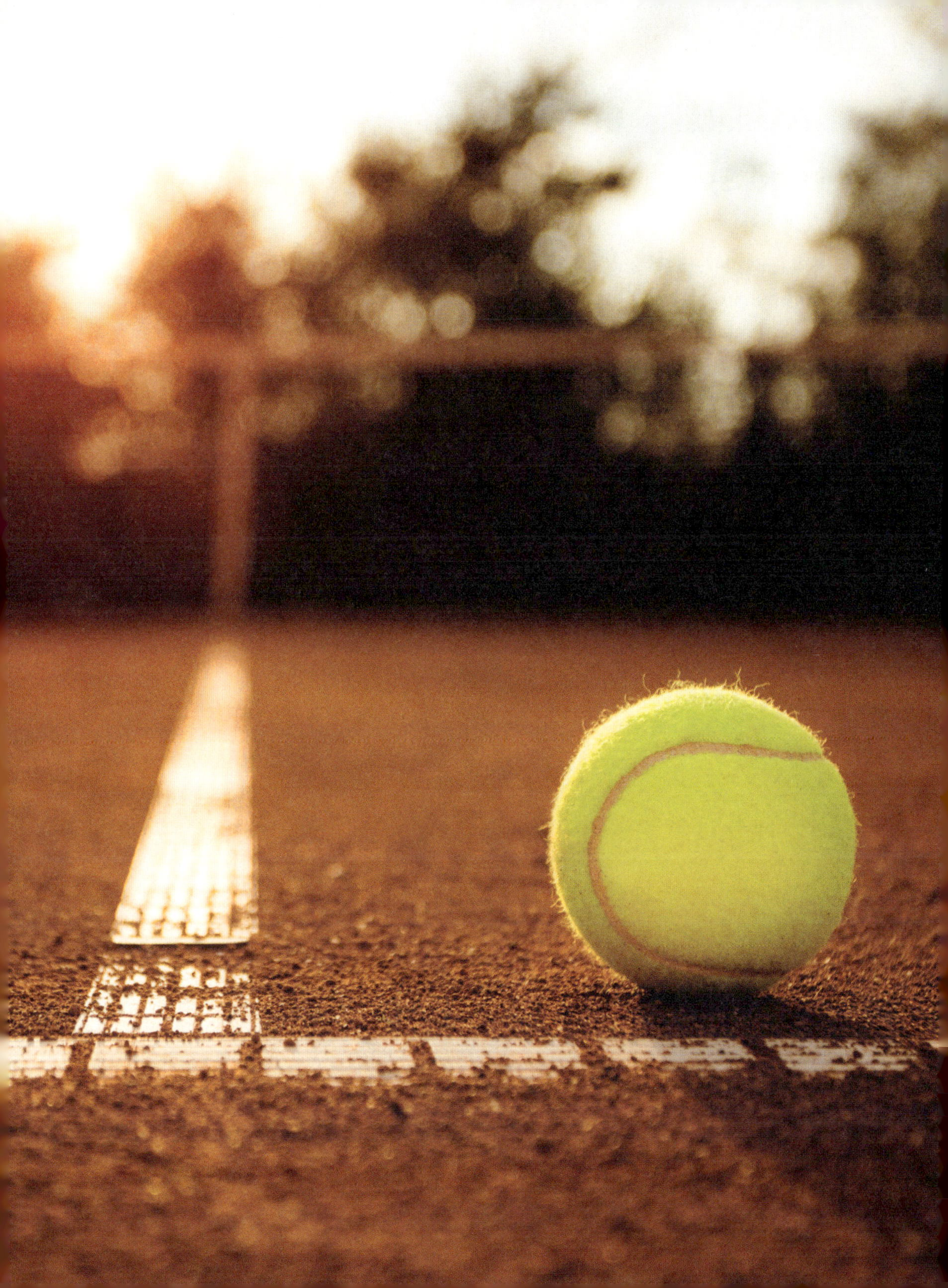

Pescetarische Ernährung und Sport

Für Sportler – oder angehende Sportler – ist die richtige Nährstoffzufuhr die essenzielle Basis für jeden Erfolg: Fitness, Kondition und der Erfolg, angestrebte Ziele zu erreichen, werden von der richtigen Sportlerernährung maßgeblich beeinflusst. Die für Sportler individuell wichtigen Nährstoffe lassen sich mit der Ernährung nach dem Pescetarismus optimal umsetzen, während auch der Genuss mit abwechslungsreicher Vielfalt nicht zu kurz kommt. Wenn Sie die Nährstoffe, die Sportler besonders brauchen, mit den bereits dargestellten Vorzügen der pescetarischen Ernährung abgleichen, werden Sie sehen, dass Pescetarismus auch die Basis für eine ausgewogene Sporternährung darstellt.

Welche Nährstoffe benötigen Sportler besonders?

Die Grundregeln in der Sporternährung zeigen sich in der Zusammensetzung je nach Sportart unterschiedlich. Als Basis kann aber gelten, dass 50 Prozent des Energiebedarfs über Kohlenhydrate erfolgen sollte, neben denen 20 Prozent Fette und 15 Prozent Eiweiße bzw. Proteine geeignet sind, um die beste Leistungsfähigkeit zu erzielen. Sollen beispielsweise Muskeln aufgebaut und regeneriert werden, steigt im Bedarf der Anteil der Eiweiße. Für die Kondition ist hingegen der Energiehaushalt in einer regelmäßigen Höhe zu halten, weshalb die richtige Wahl von Kohlenhydraten mit dem Wissen um die Ernährungslehre und den Nährstoffgehalt von Lebensmitteln berücksichtig werden sollte.

Wichtig ist nicht nur die Menge, sondern auch die Nährstoffqualität: Komplexe Kohlenhydrate, beispielsweise aus Vollkornkost und Hülsenfrüchten, sind für den Organismus wertvoller als einfache Kohlenhydrate aus Zucker und Weißmehlprodukten. Die Menge an Kohlenhydraten, Fetten und Eiweißen richtet sich stark nach der Sportart und dem Training. Und nicht zuletzt ist die gute Zufuhr von gesunder Flüssigkeit ein wichtiger Baustein in der Ernährung für den Sport.

Kohlenhydrate für die Energie

Kohlenhydrate sind die Basis für die Energieversorgung für den Körper. Zu ihnen zählen Zucker, Stärke und Ballaststoffe, die jeweils aus unterschiedlichen Arten von Zuckermolekülketten bestehen. Je nach Art spricht man hierbei von Einfach-, Zweifach- und Mehrfachzucker. Je länger die Molekülketten aufgebaut sind, umso länger sättigen die Kohlenhydrate und liefern dem Organismus die nötige Energie. Wird viel Energie benötigt, sind die leicht verdaulichen Kohlenhydrate aus Einfach- und Zweifachzucker meist der passende Energielieferant. Bei komplexen Kohlenhydraten wird der Körper langfristig mit Energie versorgt. Schlechte Kohlenhydrate bieten die Option für den schnellen Energieschub, der jedoch bei der ausschließlichen Aufnahme von Einfachzuckern meist ein Leistungstief nach sich zieht.

Fette und Fettsäuren

Auch Fette zählen zu den Energielieferanten, werden vom Körper jedoch eher als Reserve angesehen. Fette werden sehr langsam verdaut und bei Nichtbedarf eingelagert. Fetthaltige Mahlzeiten sind entsprechend vor dem Training eher ungeeignet. Der Körper nutzt sonst seine Energie eher für die Verdauung als für die Leistungsfähigkeit. Dies ist auch der Grund, warum wir uns nach schweren und fettigen Speisen schneller müde und schlapp fühlen. Lediglich mehrfach ungesättigte Fette wie Omega-3- und Omega-6-Fettsäuren sollten auf dem Speiseplan von Sportlern nie

Lediglich mehrfach ungesättigte Fette wie Omega-3- und Omega-6-Fettsäuren sollten auf dem Speiseplan von Sportlern nie fehlen.

fehlen, z.B. in Form von Zuchtlachs. Als wichtiger Bestandteil der Nährstoffzufuhr sind sie vor allem für die Stabilität im Herz-Kreislauf-System wichtig, das wiederum den gesamten Organismus mit allen nötigen Nährstoffen versorgt.

Proteine für die Muskelarbeit

Für den Muskelaufbau und die Muskelregeneration sind Eiweiße besonders wichtig. Proteine werden von Muskelzellen vielfältig benötigt, sind aber auch in anderen Bereichen im Organismus essenziell. Erhält der Körper von Sportlern nach dem Training eine verstärkte Zufuhr von Eiweißen, können diese besonders gut an den entsprechenden Stellen zugeführt werden. So werden Aufbau und Regeneration von Muskelmasse durch die gute Versorgung von Muskelzellen nur mit ausreichender Proteinzufuhr möglich.

Gute Flüssigkeitszufuhr

Neben den richtigen Nährstoffen spielt auch die Zufuhr von Flüssigkeit eine wichtige Rolle für die Gesundheit des Menschen allgemein, aber besonders für Sportler. Der Mensch besteht selbst zu großen Teilen aus Flüssigkeit, weshalb jeder Flüssigkeitsverlust eine Belastung darstellt. Während des Sports erhöht sich der Flüssigkeitsbedarf durch Schwitzen. Der Ausgleich sollte dabei durch viel Wasser und leichte Fruchtsaftschorlen erfolgen oder durch Getränke, welche neben der Flüssigkeit auch den Mineralhaushalt bereichern.

Pescetarismus für Sportler

Fisch und Meeresfrüchte wie Muscheln oder Krustentiere enthalten im Bindegewebe große Mengen an Proteinen. Zugleich bieten sie einen unvergleichlichen

Gehalt an Fettsäuren, die für den Körper wichtig sind. Die Menge an Kohlenhydraten richtet sich beim Verzehr von Fisch nach der jeweiligen Fischsorte. Jedoch kann bei der Sportlerernährung mit Pescetarismus genau hierdurch die Kalorienmenge leichter im Blick gehalten werden, um passend zu Trainings- und Wettkampfsituationen die Kombination von Fisch und kohlenhydratreichen Lebensmitteln passend zu variieren. Zudem handelt es sich bei den Kohlenhydraten aus Fisch eher um komplexe Kohlenhydrate, die dem Körper längerfristige Energie liefern als einfache Kohlenhydrate aus Zucker und Stärke.

Beim Sport werden Eiweiße und mehrfach ungesättigte Fette besonders benötigt. Nicht umsonst nutzen viele Sportler spezielle Präparate, um die natürliche Ernährung mit Proteinen und hochwertigen Fetten anzureichern. Nutzt ein Sportler hingegen direkt die pescetarische Ernährung, ist eine gute Versorgung mit den wichtigen Nährstoffen garantiert und der Bedarf an Spezialprodukten zur Nahrungsergänzung wird deutlich reduziert. Darüber hinaus sind Fischspezialitäten leicht verdaulich und liegen somit vor und nach dem Sport nicht so schwer im Magen, wie dies beispielsweise bei einem schwer verdaulichen Rindersteak der Fall wäre. Auch B-Vitamine, Mineralstoffe und Spurenelemente wie Selen und Zink, bei Seefisch auch Jod, werden dem Körper mit der pescetarischen Ernährung in guten Mengen zugeführt.

Nutzt ein Sportler hingegen direkt die pescetarische Ernährung, ist eine gute Versorgung mit den wichtigen Nährstoffen garantiert und der Bedarf an Spezialprodukten zur Nahrungsergänzung wird deutlich reduziert.

Schluss mit dem emotionalen Essen!

Die häufigste Ursache, warum vielen Menschen der Einstieg in den Sport schwerfällt, ist Übergewicht. Sport und Bewegung sind für den Prozess des Abnehmens von herausragender Bedeutung, gleichzeitig macht uns Übergewicht den Anfang im wahrsten Sinne des Wortes schwer. Zu den Hauptursachen von Übergewicht gehören neben physiologischen Determinanten – also den Genen – und Zivilisationskrankheiten wie Bewegungsmangel auch viele verschiedene psychische Phänomene. Mit dem sogenannten emotionalen Essen hat wohl jeder bereits Erfahrungen gemacht: Wenn der Tag beendet ist und man entspannt vor dem Fernseher sitzt, überfällt einen plötzlich ein unüberwindlicher Heißhunger auf Süßigkeiten. Obwohl wir eigentlich satt sind und auch der Blutzuckerspiegel oben ist, sehnen wir uns nach etwas, das wir gedankenlos und selbstvergessen in uns hineinstopfen können. Gerne auch so lange, bis uns schlecht wird.

Warum uns Chips, Schokolade, Kuchen & Co. oft so magisch anziehen

All das habe ich früher selbst erfahren: Jetzt ist Schluss damit und ich fühle mich topfit wie ein Fünfzigjähriger!

Was können wir dagegen tun, wenn übermäßiges emotionales Essen zu einer belastenden Gewohnheit oder gar zu einer Sucht geworden ist? Eigentlich sind Säugetiere wie der Mensch mit einem soliden Basisprogramm ausgestattet, wenn es um ihre Ernährung geht. Sie haben Hunger, sofern ihr Körper die Zufuhr von Nährstoffen benötigt. Oder sie sind satt, sofern eine solche Zufuhr unlängst erfolgte. Abseits dieses einfachen Zusammenhangs verbinden Menschen jedoch mehr mit dem Essen als die bloße Erfüllung eines elementaren Bedürfnisses. Essen, unsere Ernährung, ist darüber hinaus – und dieser Satz gilt ab dem ersten Tag unseres Lebens – eng mit unseren Emotionen verknüpft.

An der Brust der Mutter zu trinken, nährt den Säugling nicht nur. Es schenkt ihm außerdem Sicherheit und allumfassende Zufriedenheit. Ein Kind, das in der Sonne ein Eis schleckt, schleckt neben Milch, Früchten und Zucker auch pures Glück. Die Feinschmeckerin, die im Restaurant ihr perfektes Menü genießt, empfindet außer Sättigung noch eine höhere Form des kulinarischen Behagens. Menschen essen natürlich, um satt zu werden. Aber Essen löst auch Gefühle aus, es erfüllt physische und emotionale Bedürfnisse zugleich.

Im Laufe unseres Lebens haben wir alle unsere ganz persönliche emotionale Biografie durchgemacht. Verschiedene Momente und Konstellationen haben unsere Essgewohnheiten und unser Essverhalten geprägt und geformt. Viele Menschen haben sich dabei Strategien angeeignet, negative Emotionen zu kompensieren, indem sie sich durch vermehrtes Essen positive Gefühle verschaffen. Sie sind zum Beispiel zu Frust- oder Stressessern geworden. Andere wiederum haben sich durch die Entwicklung fester Gewohnheiten darauf konditioniert, Essen gänzlich außerhalb aller Hungergefühle und Ernährungsfragen als jederzeit verfügbare Möglichkeit zur Steigerung ihres persönlichen Wohlbefindens zu betrachten. Auch sie sind übermäßige emotionale Esser geworden.

Gründe, aus denen Menschen essen, ohne hungrig zu sein

- Langeweile
- Geselligkeit
- Um sich besser zu fühlen
- Um ein Gefühl innerer Leere auszugleichen
- Sehnsucht nach fehlender Nähe und Geborgenheit
- Selbstbelohnung
- Stressbewältigung

Immer, wenn jemand nicht isst, um seinen Hunger zu stillen, sondern um eine als negativ erlebte Emotion zu kompensieren oder ein Glücksgefühl in sich auszulösen, sprechen Ernährungsexperten von emotionalem Essen. Grundsätzlich ist emotionales Essen kein Problem. Fast jeder Mensch hat sicherlich schon einmal aus einem der vorgenannten Gründe etwas gegessen, sich vielleicht einen besonders leckeren Snack gegönnt, wenn er Aufmunterung gebraucht hat.

Problematisch wird emotionales Essen aber, sobald es habituelle Formen annimmt. Wenn sich also aus gelegentlichen Naschereien feste, alltägliche Gewohnheiten mit langfristigen handfesten Folgen für Fitness und Gesundheit entwickeln. Weil jemand zum Beispiel jeden Abend auf seinem Sessel mit mindestens zwei Tüten Erdnussflips verbringt. Kurzum: Wenn das emotionale Essen eine Art Suchtcharakter annimmt.

Negative Gefühle und erhöhte Kalorienzufuhr

Übermäßiges emotionales Essen ist kein Phänomen, das sich monokausal erklären ließe. Wie bei vielen anderen Süchten und Zwängen kommen hier mehrere Parameter als mögliche Auslöser zusammen. Der physiologische Zusammenhang selbst ist relativ simpel: Negative Emotionen sorgen dafür, dass unser Organismus das Stresshormon Cortisol ausschüttet. Unsere rationalen Systeme fahren herunter, das Stammhirn mit seinem einfacheren, auf schnelle Bedürfnisbefriedigung ausgerichteten Setting übernimmt. Wenn Kalorienzufuhr doch ein probates Mittel zur Stimmungsaufhellung zu sein scheint – warum nicht?

Emotionen, die emotionales Essen besonders begünstigen

- Alle Formen von Stress
- Trauer und Liebeskummer
- Verlustängste
- Ohnmachts- und Einsamkeitsgefühle
- Wirtschaftliche Sorgen
- Privater und beruflicher Frust

Schlechte Gewohnheiten in wenigen Schritten nachhaltig ändern

Schritt 1: das Problem und seine Ursachen genau identifizieren

Um eine probate Strategie gegen übermäßiges emotionales Essen zu entwickeln, ist zunächst eines wichtig: Sie sollten sich die Frage stellen, welche Form des emotionalen Essens Ihr Problem ist. Essen Sie zu viel, weil Sie sich einsam fühlen? Kompensieren Sie damit den Stress Ihres Jobs? Bzw. ganz im Gegenteil den Umstand, dass Ihnen oft langweilig ist? Was genau ist Ihr persönlicher Trigger, mehr und völlig andere Sachen zu essen, als Sie sich eigentlich vorgenommen hatten? Von diesem Schritt geht alles Weitere aus.

Entscheidend ist, dass Sie sich dabei ehrlich selbst reflektieren. Am besten ziehen Sie einen guten Freund oder eine gute Freundin hinzu oder eine andere Person, die Sie gut kennt. Ebenfalls hilfreich kann das Führen eines Esstagebuchs sein, um das tatsächliche Ausmaß des Problems zu ermitteln. Zu welchen Gelegenheiten neigen Sie dazu, aus emotionalen Gründen übermäßig zu essen? Welche Ursachen lösen das aus? Wie tief gehen diese Ursachen? Brauchen Sie eventuell an manchen Punkten kompetente fachliche Unterstützung zur Aufarbeitung?

Zu welchen Gelegenheiten neigen Sie dazu, aus emotionalen Gründen übermäßig zu essen?

Schritt 2: die Ursachen aktiv angehen

Übermäßiges emotionales Essen ist letzten Endes immer eine Kompensationsstrategie. Sie müssen also nicht primär daran arbeiten, weniger zu essen, sondern vielmehr daran, das kompensierte Problem zu lösen. Sie neigen zu emotionalem Essen, um Ihre Panik angesichts fälliger Entscheidungen zu kompensieren? Arbeiten Sie in Zukunft ganz bewusst an Ihrer Entscheidungsstärke. Wenn Sie sich mit Chips abfüllen, drücken Ihre Geldsorgen nicht mehr so sehr? Trainieren Sie lieber ab morgen nachhaltig Ihre Problemlösungskompetenzen. Drei Tafeln Schokolade lassen Sie besser vergessen, dass Sie sich einsam fühlen? Machen Sie den Fernseher aus, kommen Sie runter von der Couch und gehen Sie unter Menschen.

Entscheidend für einen nachhaltigen Wandel Ihrer Essgewohnheiten ist das richtige Mindset.

Entscheidend für einen nachhaltigen Wandel Ihrer Essgewohnheiten ist das richtige Mindset. Wer nur gegen den Heißhunger als Symptom ankämpft, hat keine Chance. Wer sich effektiv der Ursachen für seinen emotional angefachten Heißhunger annimmt, besiegt ihn dagegen nach einer Weile sehr leicht.

Schritt 3: Hunger und Hunger wieder unterscheiden lernen

Wie vorab schon dargestellt, gibt es zwei Gründe, aus denen Menschen essen: aus physischem und aus emotionalem Hunger. Für viele Betroffene des übermäßigen emotionalen Essens ist es fast unmöglich, beide voneinander zu unterscheiden. Genau das müssen Sie aber wieder lernen. Dafür unerlässlich ist ein fester Tagesablauf mit regelmäßigen Mahlzeiten, die Ihre vielseitige und abwechslungsreiche Ernährung sicherstellen. Zudem gibt es eine Faustregel, um emotionalen Heißhunger vom echten Bedürfnis des Körpers nach der Zufuhr von Nahrung zu unterscheiden: Der emotionale Hunger kommt immer urplötzlich. Der eigentliche Hunger hingegen entwickelt sich über einen längeren Zeitraum.

Hunger und Hunger unterscheiden heißt auch, insgesamt wieder mehr auf die Signale des eigenen Körpers zu achten und achtsamer zu essen. Sich ständig ganz bewusst zu fragen: Warum esse ich gerade und was esse ich? Psyche und Organismus stehen in einem komplexen Wechselverhältnis zueinander, bei dem die Frage der Ernährung, die Frage des Essens, eine große Rolle spielt.

Schritt 4: Alternativen schaffen

Es wäre falsch zu erwarten, die Auseinandersetzung mit dem emotionalen Essen führe dazu, dass dieses gänzlich aus Ihrem Leben verschwindet. Wie bereits erwähnt, ist emotionales Essen in Maßen schließlich eine ganz normale menschliche Verhaltensweise. Um jedoch sich selbst und dem eigenen Organismus einen Gefallen zu tun, sollten Sie sich Alternativen zu Chips und Co. suchen. Am besten dafür geeignet ist frische Rohkost und Obst.

Eine weitere Möglichkeit ist die, einfach auf Action statt Essen zu setzen. Wann immer eine Situation entsteht, in der Sie bisher stets die Vorratskammer oder die Küche angesteuert haben, machen Sie in Zukunft ganz bewusst etwas anderes. Rufen Sie eine Freundin an oder gehen Sie spazieren.

Schritt 5: Stressresistenz und mentale Ausgeglichenheit stärken

Oben habe ich schon einiges über die positiven Effekte von regelmäßigem Sport beschrieben. Auch hier kann Ihnen Sport helfen. Ausreichend Bewegung und regelmäßiges Auspowern erhöht Ihre Widerstandskraft gegen Stress. Grundsätzlich gilt: Je mehr Sie selbst für Ausgleich und Ventile sorgen, desto weniger neigen Sie dazu, Stress zu verdrängen und ihn im wahrsten Sinne des Wortes in sich hineinzufressen. Ihre mentale Ausgeglichenheit können Sie zudem durch gezielte Meditations- und Entspannungsübungen stärken. Auch das unterstützt Sie dabei, einen ausgewogeneren Einblick in Ihre Essgewohnheiten und in die Ursachen für Ihre Art des übermäßigen emotionalen Essens zu gewinnen.

Als Pescetarier gibt es kein Frustessen mehr. Pescetarier sind körperbewusster, sind glücklicher und fühlen sich wohl in ihrer Haut. Das ganze Leben verändert sich zum Positiven!

Emotionales Essen – eine gesunde Balance ist entscheidend! Übermäßiges emotionales Essen kann sich langfristig sehr negativ auf den Organismus auswirken. Deshalb ist es wichtig, dass Betroffene sich den Gründen für ihr Verhalten stellen, die oft in nicht ausreichend ausgeglichenem Stress und in der Kompensation negativer Erlebnisse und Emotionen liegen. Mindestens ebenso wichtig ist es jedoch, emotionales Essen nicht grundsätzlich abzuwerten. Es ist eine sehr elementare Funktion unserer Ernährung, uns nicht nur satt, sondern auch zufrieden und gelegentlich sogar glücklich zu machen. Achten Sie aber – wie bei allem – auf Maß und Balance!

Nachhaltige Erfolge durch Intervallfasten

Obwohl ich kein Freund von Diät und Fasten bin, möchte ich kurz auf das Intervallfasten eingehen, weil ich damit ganz gute Erfahrungen gemacht habe. Von 12 bis 20 Uhr essen und dann von 20 bis 12 Uhr wieder nur Tee und ungesüßte Flüßigkeiten zu sich nehmen. Einmal im Jahr von Aschermittwoch bis Ostersonntag ist das eine gute Sache!

Intermittierendes Fasten ist gut für schnelle und nachhaltige Erfolge, für Leistungsbereitschaft und persönliche Fokussierung, aber auch für die Aktivierung der körpereigenen Reinigungs- und Heilungsprozesse, nicht zuletzt eine Prophylaxe gegen Diabetes Typ 2. Ich möchte ausdrücklich betonen: Diäten, Ernährungsumstellungen und auch der Wandel zu einem sehr aktiven und sportlichen Leben sollten immer von einem Arzt begleitet werden. Dies gilt insbesondere für denjenigen, der eine Krankenbiografie besitzt.

Beim Intervallfasten geht es nicht darum, die tägliche Kalorienzahl auf ein Mindestmaß zu limitieren. Sobald die Essenspause länger als zwölf Stunden andauert, verändert der Organismus die interne Energiebereitstellung. Die Energie, die jeden Tag zur Aufrechterhaltung der Körpervitalfunktionen erforderlich ist, wird nun nicht mehr aus Glukose bezogen, sondern aus Fett. Der Organismus schaltet intern von der Kohlenhydratverbrennung in die Fettverbrennung um. Beim Intervallfasten laufen die Stoffwechselvorgänge nicht auf Sparflamme ab, der Körper rutscht nicht in den quälenden Hungerstoffwechsel.

Generell existieren ganz verschiedene Methoden des Intervallfastens wie die 5:2-Methode – hier wird fünf Tage gegessen und zwei Tage gefastet. Der beliebteste Ansatz ist jedoch die 16:8-Methode, die ich Ihnen jetzt vorstelle.

Innerhalb von acht Stunden wird gegessen. Anschließend wird 16 Stunden lang gefastet. Ein Tag mit der 16:8-Methode könnte so aussehen, dass zwischen 12 Uhr mittags und 20 Uhr abends gegessen werden darf. Bis um 12 Uhr des Folgetages wird dann keinerlei feste Nahrung mehr aufgenommen und es wird auch nur kalorienfrei getrunken. Eine Alternative wäre, die Essensphase zwischen 8 Uhr morgens und 16 Uhr am Nachmittag zu legen. Ab dann beginnt die Fastenperiode und somit fällt auch das Abendessen weg. Ernährungsexperten sprechen hier vom sogenannten „Dinner Cancelling". Auf diese Weise können überschüssige Kilos noch effektiver zum Schmelzen gebracht werden.

Grundregeln für die 16:8-Intervallfasten-Methode

» In der 16-stündigen Fastenperiode werden keinerlei Kalorien zugeführt.

» Getrunken werden darf lediglich Wasser, ungesüßte Teesorten und – wer nicht verzichten kann – Kaffee ohne Milch und Zucker.

» In der Essensphase ist grundsätzlich alles erlaubt. Es muss nicht auf eine bestimmte Kalorienmenge geachtet werden. Aber vermeiden Sie es, Mahlzeiten nachholen zu wollen.

Leicht abnehmen für die Schönheit

Während einer strengen Diät gerät der menschliche Organismus in den sogenannten Hungerstoffwechsel. Alle Vitalfunktionen müssen mit einer stark verminderten Kalorienmenge aufrechterhalten werden. Sobald das Diätprogramm abgeschlossen ist, kommt es aber häufig zum Jo-Jo-Effekt. Dieser wird durch das Intervallfasten vermieden, da der Körper hier seinen Kalorienbedarf nicht reduziert. Werden weniger Kalorien aufgenommen als verbrannt, erzielt man eine negative Kalorienbilanz: Man nimmt also ab! Aber Vorsicht!

Flavoured Water, S. 124

Vermeiden Sie die typischen Fehler beim Intervallfasten!

- Mit falschen Erwartungen an das Intervallfasten herangehen
- Die falsche Fastenvariante wählen, die nicht zur eigenen Person und zum Alltag passt
- In Essensphasen weiterhin hemmungslos schlemmen
- Zu wenig essen, verminderte Stoffwechselprozesse und letztlich sogar einen Hungerstoffwechsel riskieren
- Nicht für ausreichend Bewegung sorgen
- Übermäßige Stressbelastung, die zum Ausschütten von körpereigenem Cortisol führt, das die Einlagerung von aufgenommenen Kalorien in den eigenen Fettspeichern begünstigt

Tipps, damit intermittierendes Fasten zum Erfolg wird

- Beziehen Sie immer Ihren Arzt mit ein, beginnen Sie langsam und steigern Sie sich dann mit der Zeit!
- Vermeiden Sie intensive körperliche Belastungen während den Fastenperioden!
- Setzen Sie eine gesunde und ausgewogene Ernährungsweise in den Mittelpunkt!
- Verzichten Sie auf Snacks zwischen den einzelnen Mahlzeiten und essen Sie auch keine zu üppigen Portionen!
- Achten Sie auf eine ausreichende Flüssigkeitszufuhr!
- Kurbeln Sie Ihre Verdauung an, etwa durch ein Workout!
- Begegnen Sie Hungerattacken mit einem aromatisierten Wasser und unterstützen Sie damit die Entgiftung des Körpers!

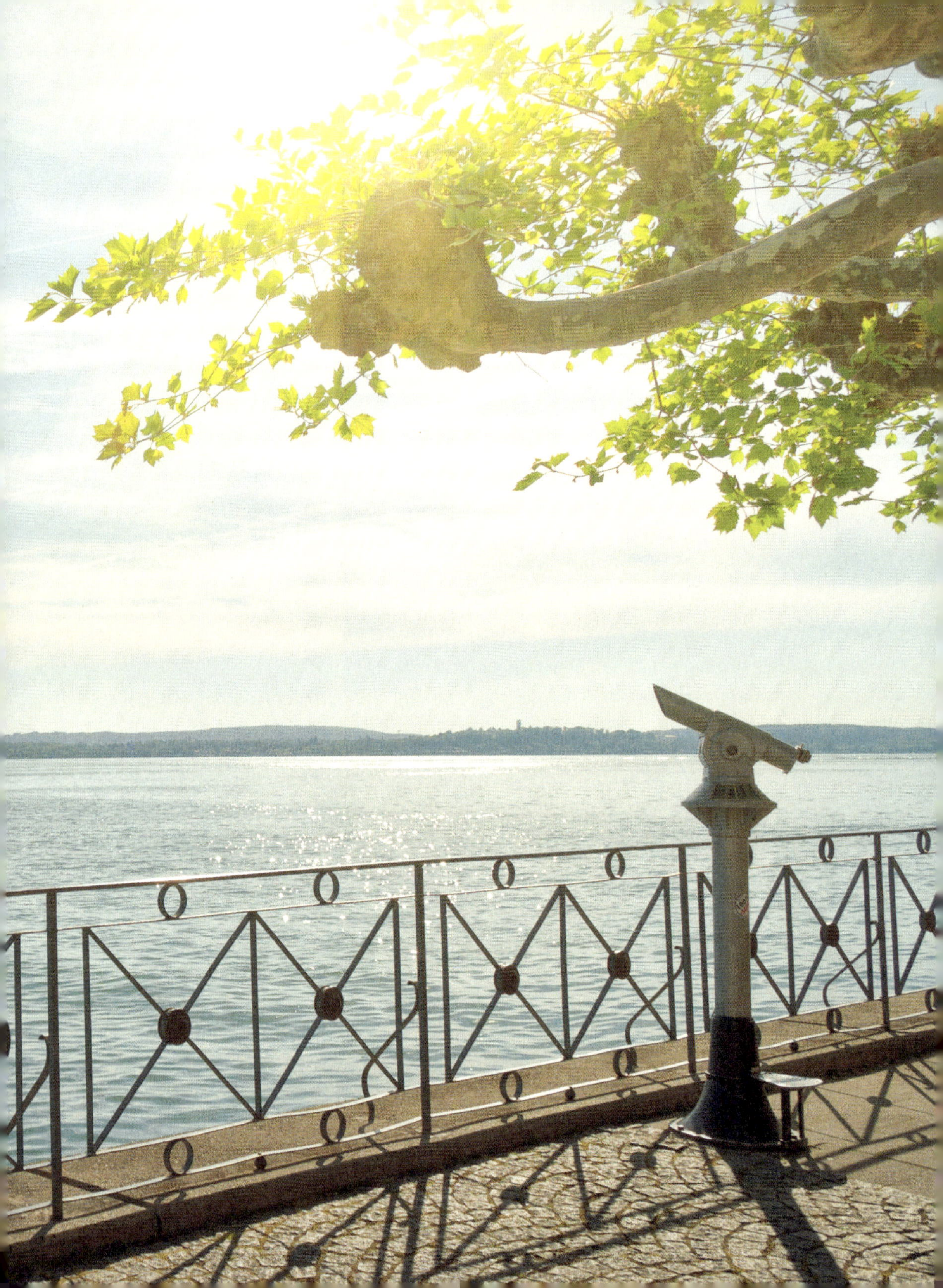

Basiswissen Fisch und Beautyfood im Alltag

Die regionale Herkunft frischer Lebensmittel verkürzt Transportwege und sorgt für die schnelle Ankunft bei Händlern und dem Endverbraucher, sie verringert die Umweltbelastung und erleichtert die Transparenz. Regionale Herkunft ist aus diesem Grund auch ein wichtiger Aspekt, wenn es um Fisch geht. Zu finden ist der Süßwasserfisch aber in allen Gewässern der Erde, in Flüssen, Bächen und Seen, aber eben auch in unserem schönen Bodensee. Seine Lebensbedingungen sind meist stark von den Jahreszeiten abhängig und werden in der Regel durch den Einfluss des Menschen geprägt. Aus den herrschenden Lebensbedingungen des Süßwasserfisches resultiert letztendlich auch seine Geschmacksvielfalt auf dem Speiseplan. Gerade sogenannte Wanderfische wie Lachs und Stör, die in Süßwasser und Salzwasser gleichermaßen heimisch sind, bieten hier die Möglichkeit zu besonders schmackhaften und variationsreichen Rezeptideen.

Ich habe das wunderbare Glück, am Bodensee aufgewachsen und nach zwanzigjähriger Ausbildungszeit in England, USA und Deutschland wieder in meiner Heimat zu sein. Was gibt es Schöneres, als mit einem einsamen Fischer bei Sonnenaufgang auf den Bodensee zu fahren und frische Fische wie Forelle, Egli und Zander zu fangen! Das ist für mich unbezahlbare Lebensqualität!

Wenn die fischreiche Ernährung oder gar der Pescetarismus Ihre Aufmerksamkeit erweckt hat, dann finden Sie hier nun einige Tipps, die Ihnen Lust machen werden, auf Ihren Schweinebraten am Sonntag künftig zu verzichten. Fische wie Forelle, Hecht und Zander oder Wels und Barsch bieten Ihnen eine ergiebige Quelle für leicht verwertbare Proteine und können Sie mit allem versorgen, was Sie brauchen. Genießen Sie daher die Vielfalt leckerer Fischköstlichkeiten, die Körper, Geist und Seele nachhaltig guttun.

Meine Lieblingsfische – Milder Hochgenuss aus dem Süßwasser

Fisch besteht vorrangig aus Eiweißen mit einer hohen Wertigkeit für die gesunde Ernährung. Die darin enthaltenen Aminosäuren liegen in guten Konzentrationen und Zusammensetzungen vor, um vom Körper optimal und einfach verwertet zu werden. Fischfett enthält viele mehrfach ungesättigte Fettsäuren, die der Organismus unter anderem für den Erhalt eines gesunden Herz-Kreislauf-Systems benötigt. So kann schon eine Portion Fisch am Tag den Tagesbedarf eines Menschen decken. Eine solche Portion kann beispielsweise durch 200 Gramm Forellenfilet gewählt werden, um den Tagesbedarf an Omega-3-Fettsäuren zu decken. Besonders Kinder im Wachstum, junge Menschen und Senioren profitieren vom Gehalt an Proteinen, Vitaminen, Mineralstoffen und Spurenelementen. Kochen Sie regelmäßig Fischgerichte, können Sie die Gesundheit Ihrer Familie somit für alle mitessenden Altersstufen fördern.

Das zarte Fischfleisch ist leicht verdaulich, was es für diätische Speiseformen ebenso wertvoll macht wie für salzarme Ernährungsformen. Bei Süßwasserfischen wie Zander, Forelle, Hecht und anderen bekommt jedoch nicht nur die gesunde Platzierung auf dem ausgewogenen Speiseplan eine tragende Bedeutung. Auch die Frische und die Nachhaltigkeit machen sich bei der Wahl von Süßwasserfischen bemerkbar, da viele dieser Fischsorten aus regionaler Herkunft erstanden werden können. So werden regionale Süßwasserfische erst kurz vor der Zubereitung durch Sie aus dem Teich, dem See oder dem Fluss gefischt, während der Verzicht auf lange Transportwege die Frische fördert und den Erhalt der wertvollen Inhaltsstoffe mit einem nachhaltigen Bewusstsein für die Umwelt verbindet.

Egli

Egli oder auch Flussbarsch zeigt sich auf dem Speiseplan als optimale Kombination aus wenigen Kalorien und vielen Nährstoffen. Der Süßwasserfisch gilt als reich an Mineralstoffen und Omega-3-Fettsäuren und enthält darüber hinaus die Vitamine A und B2.

Gefüllter Egli mit Mangold oder Spinat, S. 79

Forelle

Forelle ist ein ausgezeichneter Proteinlieferant mit bis zu 20 % Eiweiß pro 100 g Fischfilet. Sie besitzt einen hohen Gehalt an Omega-3-Fettsäuren und B-Vitaminen neben Mineralstoffen wie Phosphor und Eisen. Als Überlebenskünstler ist die Forelle im Süß- und im Salzwasser heimisch, wovon die Menge an Jod abhängt, die sie in den Speiseplan einbringt. Da bei uns Forelle meist als Süßwasserfisch angeboten wird, liegt der Jodgehalt meist nur bei 3,5 mg pro 100 g Fisch.

Mandel-Forelle mit Dill-Kartoffeln, S. 83

Hecht

Der Hecht ist ein Süßwasserfisch, der als Raubfisch lebt. Er begeistert mit einem delikaten Aroma und magerem Fischfleisch, in dem sich Magnesium, Phosphor und Kalium als Mineralstoffe in guten Mengen für die ausgewogene Ernährung verbergen. Vielfältige Zubereitungsarten vom Dünsten bis zum Grillen bieten eine hohe Geschmacksvielfalt für bewusste Genießer und Feinschmecker.

Waller

Der Waller, besser bekannt als Wels, kommt mit einem fast grätenfreien Fleisch auf den Teller. Er bringt einen hohen Gehalt an Fett mit bis zu 11 g je 100 g Filet mit, das jedoch zu rund 85 % aus einfach oder mehrfach ungesättigten Fettsäuren besteht. Neben dem aromatischen, festen Fischfleisch, das sich zum Braten und Grillen gleichermaßen eignet, gilt er paniert im Bierteig als echter Gaumenschmaus und wird in Russland auch für die Kaviarproduktion als wertvoll angesehen.

Waller im Wurzelsud, S. 103

Zander

Zander ist ein Süßwasserfisch mit einem zarten und wohlschmeckenden Fleisch. Der grätenarme Edelfisch ist extrem fettarm und bietet mit seinem milden Fischaroma eine große, aromatische Vielfalt und Zubereitungsoptionen. Zudem bietet er beachtliche Mengen an Mineralstoffen und Spurenelementen wie Eisen und Zink neben B-Vitaminen. Zander bietet sich ganzjährig frisch zum Verzehr im Fachhandel an.

Zander-Linsen mit Zitronengras und Minze, S. 107

Die besten Seefische, aromatische Köstlichkeiten

Seefisch gilt als besonders lecker und vielseitig, dabei ebenso wie der Süßwasserfisch als reich an Proteinen, Mineralstoffen und Spurenelementen. Der gravierendste Unterschied für die Ernährung macht beim Seefisch der nahezu durchgängig hohe Gehalt an Jod aus, das im Organismus für den Stoffwechsel und insbesondere für die gute Schilddrüsenfunktion wichtig ist. Der Gehalt an Vitaminen der B-Gruppe ist ebenfalls enorm, wodurch das Nervensystem bei guter Versorgung profitiert. Auch Vitamin D wird bei Seefischen wie Lachs und Hering in guten Mengen dargeboten, um die Ernährung zu bereichern. Vitamin D ist unter anderem an der Einlagerung von Kalzium im Skelett beteiligt.

Untersuchungen belegen dabei, dass der Gehalt von ungesättigten Fetten, beispielsweise den wichtigen Omega-3-Fettsäuren, in Wildfisch höher ist als in Fisch aus Aquakulturen. Jedoch spielt dabei auch die Umweltverschmutzung eine tragende Rolle, da sich in Fischen aus Wildfang je nach Herkunft entsprechend einige Schadstoffe ansammeln können und die Überfischung der Meere ein schwerwiegendes Problem im Umweltschutz darstellt. Umso wichtiger ist es, bei Seefisch auf die Herkunft zu achten, beim Händler des Vertrauens einzukaufen und gegebenenfalls vorliegende Umweltsiegel bei der Kaufentscheidung zu berücksichtigen. Auch in Supermärkten bekommt man Fische mit hoher Qualität. Ich bin neben den Bodenseefischen ein richtiger Fan von diesen sehr guten Supermarktprodukten. Gesünder und preiswerter als ein Steak!

Auch der manchmal verschmähte Zuchtlachs kommt bei mir regelmäßig auf den Tisch. Schnelle, einfache Zubereitung und er schmeckt köstlich!

Kabeljau

Der Kabeljau oder auch Dorsch ist ein hochwertiger Nährstofflieferant. Neben Vitamin A, C, E und K bringt er eine Reihe von B-Vitaminen, besonders Vitamin B3 / Niacin sowie gute Mengen an Vitamin D auf den Teller. Zudem enthält er Jod, Kalium, Kalzium, Magnesium, Natrium und Phosphor. Selbstverständlich bietet der schmackhafte und abwechslungsreich zubereitungsfähige Kabeljau auch gute Mengen an Proteinen und ungesättigten Fettsäuren. Das Aroma von Kabeljau ist angenehm, aber charakteristisch herzhaft.

Kabeljau mit Dinkel-Gemüse, S. 87

Scholle

Mit einem markanten Aussehen und einem delikaten, feinen Aroma ist die Scholle wohl einer der bekanntesten Speisefische. Sie enthält die für Fische typische Menge an Omega-3-Fettsäuren, bietet darüber hinaus für die ausgewogene Ernährung Eisen, Jod, Phosphor und Selen neben Vitamin B1 und B2. Zudem ist die Scholle ein wahrer Genuss für figurbewusste und gesundheitsorientierte Menschen: Wenig Fett und Kalorien machen die Scholle nicht nur im Sommer zu einer leichten und bekömmlichen Köstlichkeit. Als ein besonderer Gaumenschmaus gilt die Maischolle, wie die im Frühjahr gefangene, junge Scholle gerne genannt wird. Eine höhere Aromatik wird jedoch den älteren Exemplaren der Scholle nachgesagt.

Mediterrane Scholle mit Fenchel und Tomaten, S. 95

Wolfsbarsch

Als Loup de mer ist der Wolfsbarsch ein ebenfalls sehr beliebter Edelfisch aus dem Salzwasser. Grätenarm und mit einer feinen Aromatik gilt das schneeweiße und zarte Fischfleisch als Köstlichkeit, die auch in der gehobenen Küche hohes Ansehen genießt. Der Wolfsbarsch wird zu den mageren Fischen gezählt, der durch seinen geringen Gehalt an Fett nur wenige Kalorien auf den Speiseplan bringt. Sein beachtlicher Jodgehalt und der Anteil an Omega-3-Fettsäuren werden von Vitamin A, C, D, E, K und der B-Vitamin-Gruppe bereichert. Zudem sind in 100 g Wolfsbarsch Kalzium, Magnesium, Kalium, Natrium und Phosphor enthalten.

Wilder Wolfsbarsch auf Spargel, S. 103

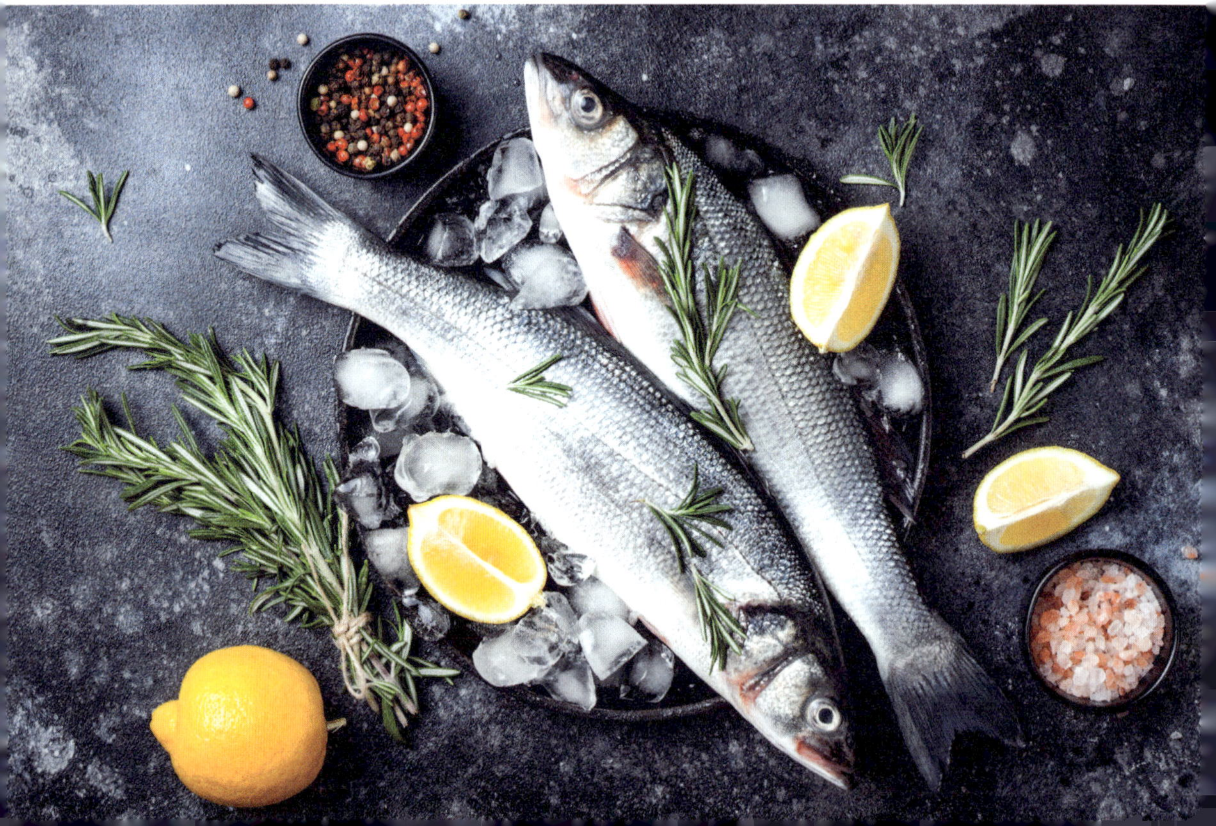

Delikate Meeresfrüchte und Krebstiere

Neben Fischen aus Süß- und Salzwasser bringt die Vielfalt an Meeresfrüchten und Krebstieren eine abwechslungsreiche Bereicherung auf den Speiseplan von Pescetariern. Lange galten diese wertvollen Nährstofflieferanten als teure Delikatessen, die heute jedoch für nahezu jeden erschwinglich sind. Während viele Fischarten für den Verzehr heute ganzjährig angeboten werden, gibt es bei Krustentieren und Meeresfrüchten jedoch saisonale Unterschiede, welche die Qualität nachhaltig beeinflussen.

Zu den Meeresfrüchten zählen unter anderem kleinere Tiere wie Shrimps, Muscheln, Schnecken und Schalentiere, aber auch Calamari, Oktopusse und Tintenfische. Als Krustentiere oder Krebstiere gelten hingegen alle Krabbensorten, zu denen auch die Languste, Krebse und der Hummer zählen. Den Vertretern beider Gruppen gemeinsam ist ein hoher Gehalt an Mineralstoffen, Spurenelementen und Proteinen, wodurch sie zum optimalen Lebensmittel für eine ausgewogene Ernährung nach dem Pescetarismus werden.

Ich liebe alles, was aus dem Meer kommt!

Darüber hinaus passen Meeresfrüchte und Krebstiere sehr gut zu einem nachhaltigen Lebensstil mit dem Bewusstsein für Umweltschutz. Durch die schnelle Vermehrung im natürlichen Lebensraum sowie die Lebensführung nah am Unterwasserboden unterscheidet sich der Fang der Tiere vom klassischen Fischfang. Die Gefahr einer Überfischung, wie sie beim Wildfang von Salzwasserfischen häufig problematisch wird, ist bei Krustentieren und Meeresfrüchten entsprechend deutlich geringer. Bei allen Meeresfrüchten und Krebstieren ist auf die Frische zu achten, da sie auch bei entsprechender Kühlung als leicht verderblich gelten.

Hummer

Hummer gilt bis heute als Delikatesse, die für gesundheitsbewusste Menschen zudem einen wahren Reigen an hochwertigen Nährstoffen bereithält. Das Krustentier ist fett- und kalorienarm, bietet viele Proteine und kaum Kohlenhydrate. Er wird in der Low-Carb-Küche ebenso wie im Pescetarismus geschätzt, enthält er doch neben zahlreichen B-Vitaminen auch die Mineralstoffe Natrium, Kalium, Kalzium, Magnesium und Phosphor. Lediglich die Zubereitung wird häufig skeptisch gesehen, da der Hummer noch lebend kopfüber in kochende Flüssigkeit gegeben wird. In anderen Ländern ist es üblich, den Hummer zuvor mit einem gezielten Stich in den Kopf zu töten, was in Deutschland jedoch nicht erlaubt ist.

Austern

Für Feinschmecker und Genießer ist die Auster vor allem ein Gaumenschmaus. Für Pescetarier gilt sie als wertvoller Lieferant von Vitaminen und Mineralstoffen, die den Speiseplan außergewöhnlich bereichert. So enthält bereits die Menge von 100 g Austern viele Vitalstoffe in Mengen, die den durchschnittlichen Tagesbedarf überschreiten oder zumindest vollständig decken. Hierzu zählen beispielsweise die Mineralstoffe Chrom, Kupfer, Zink sowie das Vitamin B12. Zudem liefern die Schalentiere beachtliche Mengen Eisen, Jod, Mangan, Selen, Vitamin B5, B7 und B9 neben den Vitaminen D und K.

Meeresfrüchte

Der Sammelbegriff der Meeresfrüchte wird grundlegend für alle essbaren, wirbellosen Meerestiere verwendet. Je nach Quelle werden dabei auch Muscheln und Krustentiere eingeschlossen oder selbige als eigene Produktgruppen auf dem Speiseplan angesehen. Eine deutliche Abgrenzung besteht jedoch zu Fischen.

Meeresfrüchte gelten in jeder ausgewogenen Ernährung als wertvolle Nährstofflieferanten, da sie reich an Omega-3-Fettsäuren, Proteinen und Spurenelementen sind. Besonders Jod und Selen wird neben dem Gehalt an Vitamin A, D und Vitaminen der B-Gruppe in großen Mengen bereitgehalten. Mineralstoffe wie Magnesium, Kalium und Eisen gelten ebenfalls als in Meeresfrüchten enthalten. Die genussvolle Vielfalt sollte jeder Pescetarier probiert haben, um seine persönlichen Favoriten und Spezialitäten an Gerichten mit Meeresfrüchten zu finden.

Quinoa-Meeresfrüchte-Paella, S. 91

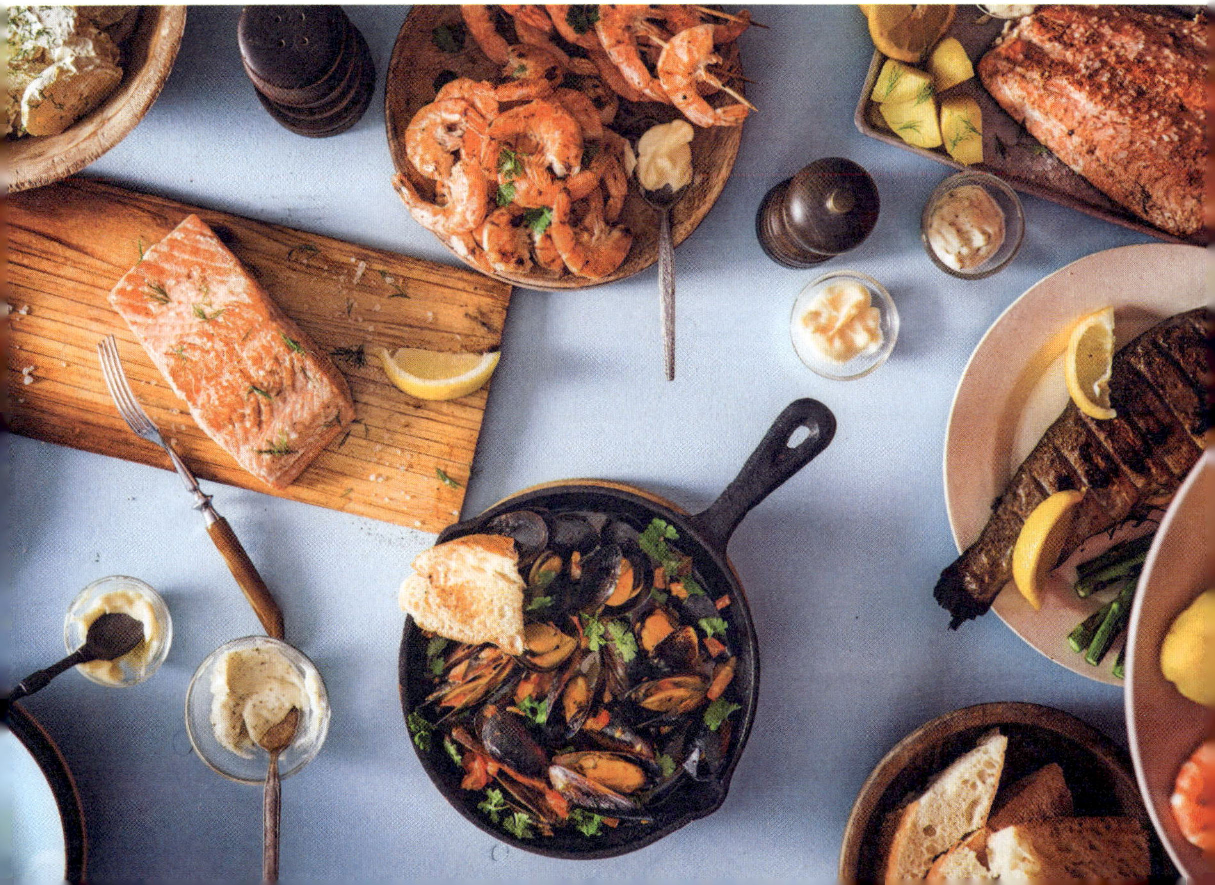

Alltägliche Lebensmittel für schöne Haut und volles Haar

Im Alltag belasten wir unseren Körper häufig durch Stress, Umwelteinflüsse und unausgewogene Nährstoffzufuhr, die wir durch vielfältige Pflegeprodukte oder Nahrungsergänzungsmittel auszugleichen versuchen. Dabei können Sie durch ausgewogene Ernährung – ich rate Ihnen, wie sie wissen, zu Fisch – und eine raffinierte Zusammenstellung von Lebensmitteln bereits die meisten der notwendigen Nährstoffe zuführen.

Die wichtigen Nährstoffe für natürliche Schönheit zeigen sich in einer optimalen Versorgung mit Vitaminen, Spurenelementen und Mineralstoffen. Vitamin A (Betacarotin), Vitamin B2 (Riboflavin) und Vitamin C sind die wichtigsten Vertreter aus der Gruppe der Vitamine. Zudem benötigt der Körper Eisen, Silizium, Biotin, Selen und Zink sowie Omega-3-Fettsäuren für gesunde Zellen. Darüber hinaus ist – das wiederhole ich nochmals – ein guter Wasserhaushalt wichtig, damit der Stoffwechsel funktioniert und die Zellen ihre pralle Schönheit erstrahlen lassen können.

Viele der benötigten Nährstoffe finden sich ganz alltäglich auf unserem ausgewogenen Speiseplan. Ganz unscheinbar und doch so wertvoll liefern sie die richtigen Nährstoffe. Oder hätten Sie gedacht, dass Äpfel und Apfelessig, fetthaltiger Fisch oder winzige Linsen Ihrer Schönheit Vorschub leisten? Im Folgenden schauen wir uns ausgewählte und leckere Schönheitsförderer an. Und natürlich werden diese Zutaten auch im Rezeptteil verwendet.

Äpfel & Apfelessig

Schon im Volksmund heißt es: „An apple a day, keeps the doctor away“. Doch auch Haare und Haut profitieren von den wertvollen Inhaltsstoffen der Äpfel, die in Form von Antioxidantien Stress ausgleichen helfen und schädliche Umwelteinflüsse mildern. Der Apfel bietet zahlreiche Mineralstoffe wie Kalium, Eisen, Kalzium und Magnesium neben sekundären Pflanzenstoffen und Vitaminen. Der Gehalt von Vitamin C und dem Vitamin B9, auch als Folsäure bekannt, ist dabei von der Apfelsorte abhängig.

Apfelessig geht sogar noch einen Schritt weiter. Der vergorene Saft der reifen Äpfel steht für eine heilende, reinigende und keimtötende Wirkung. Er ist wie die Frucht reich an Vitaminen und Mineralstoffen und stärkt das Immunsystem sowie den Stoffwechsel. Apfelessig kann innerlich wie äußerlich zum Einsatz kommen: In frischen Salaten fördert er die Nährstoffaufnahme, in Umschlägen oder Spülungen schenkt er der Haut und den Haaren Frische.

Avocados

Die grüne Frucht mit dem markanten Kern ist vor allem als herzhafter Snack bekannt. Tatsächlich ist die Frucht eine Beere, die reich an Vitamin A und E den natürlichen Schutzschild der Haut unterstützt und dem Körper Antioxidantien zuführt. So werden der Zellstoffwechsel und die Zellerneuerung angeregt, wodurch wiederum die Elastizität der Haut unterstützt wird.

Mitunter wird die Avocado jedoch aufgrund eines hohen Fettgehalts und den damit verbundenen Kalorien für die gesunde Ernährung als kritisch betrachtet. Allerdings handelt es sich dabei um für den Organismus wertvolle ungesättigte Fettsäuren, welche die Avocado zu einem echten Superfood machen. Innerlich füllt die Avocado somit den Nährstoffhaushalt optimal auf, während die Beere äußerlich in Masken und Pflegeprodukten gegen trockene Haut als hilfreich gilt.

Grüner Reis und Kürbiskerne, S. 117

Beerenobst wie Himbeeren oder schwarze Johannisbeeren

Vitamin C ist bekannt für seine Aufgaben für das Immunsystem. Doch auch die Haare und die Haut profitieren von einer guten Vitamin-C-Zufuhr, da das Vitamin die Speicherung von Kollagen sowie die Zellregeneration fördert. In Himbeeren befindet sich unter anderem Salicylsäure, die bei Hautunreinheiten helfen kann, während sie gesundheitsförderliche Flavonoide und Mineralien wie Kalium, Kalzium, Magnesium, Mangan und Eisen liefert. Die schwarze Johannisbeere bietet ebenfalls viel Vitamin C. Sie zählt zu den echten Vitamin-C-Bomben. Dabei liefert sie das Vitamin C im Verbund mit Kalium und Kalzium, was sich positiv auf die Spannung im Hautgewebe sowie auf den Wasserhaushalt im Organismus sowie in den Zellen auswirkt.

Roter Beeren-Smoothie, S. 137

Grüner Tee

Grüner Tee gilt als sanfter Wachmacher und somit als gesundheitsförderliche Alternative zu Heißgetränken wie Kaffee. Er besteht aus den Blättern der Teepflanze, die für schwarzen Tee vollständig fermentiert, für grünen Tee jedoch nur schonend anfermentiert werden. Da das Teein, ein dem Koffein verwandter Wirkstoff, an sekundäre Pflanzenstoffe gebunden ist, wirkt grüner Tee mit einer sanfteren Anregung als beispielsweise Kaffee.

Durch die schonende Behandlung der Grünteeblätter bleiben viele wertvolle Inhaltsstoffe aus den Blättern erhalten und werden dem Körper bei Genuss dargeboten: Polyphenole sorgen dabei für eine antioxidative Eigenschaften, die Vitamine A, B1, B2, B3 und E sowie K bieten sich neben den Mineralstoffen Kalzium, Kalium und Zink an. Grüner Tee gilt als blutdrucksenkend und wird für die Haut aus entzündungshemmend beschrieben.

Prof. Mangs Grüntee-Beauty-Maske

Die schönheitsfördernden Inhaltsstoffe von Grüntee wirken nicht nur innerlich, sondern auch äußerlich. Ich empfehle Ihnen, einmal pro Woche eine einfache Gesichtsmaske mit Grüntee-Extrakten aufzutragen, die sie zu Hause leicht selbst herstellen können.

Zutaten

1 Tasse Wasser

1 EL Bio-Grüntee

3 EL Weizenkeime

1 EL Honig

Herstellung

Kochen Sie 1 Tasse Wasser auf und lassen Sie es 5 Minuten abkühlen. Übergießen Sie damit 1 Esslöffel Grünteeblätter und lassen Sie den Tee nochmals 5 Minuten ziehen. Rühren Sie 3 Esslöffel Weizenkeime und 1 Esslöffel Honig ein.

Anwendung

Reinigen Sie Ihr Gesicht und tragen Sie das Grünteegemisch auf Ihrem Gesicht auf. Achten Sie darauf, dass Sie die Augenpartie aussparen. Lassen Sie die Maske 20 Minuten einwirken. Danach waschen Sie die Maske mithilfe eines nassen Kosmetikschwamms ab. Vergessen Sie nicht, das Gesicht zuletzt mit kaltem Wasser abzuspülen.

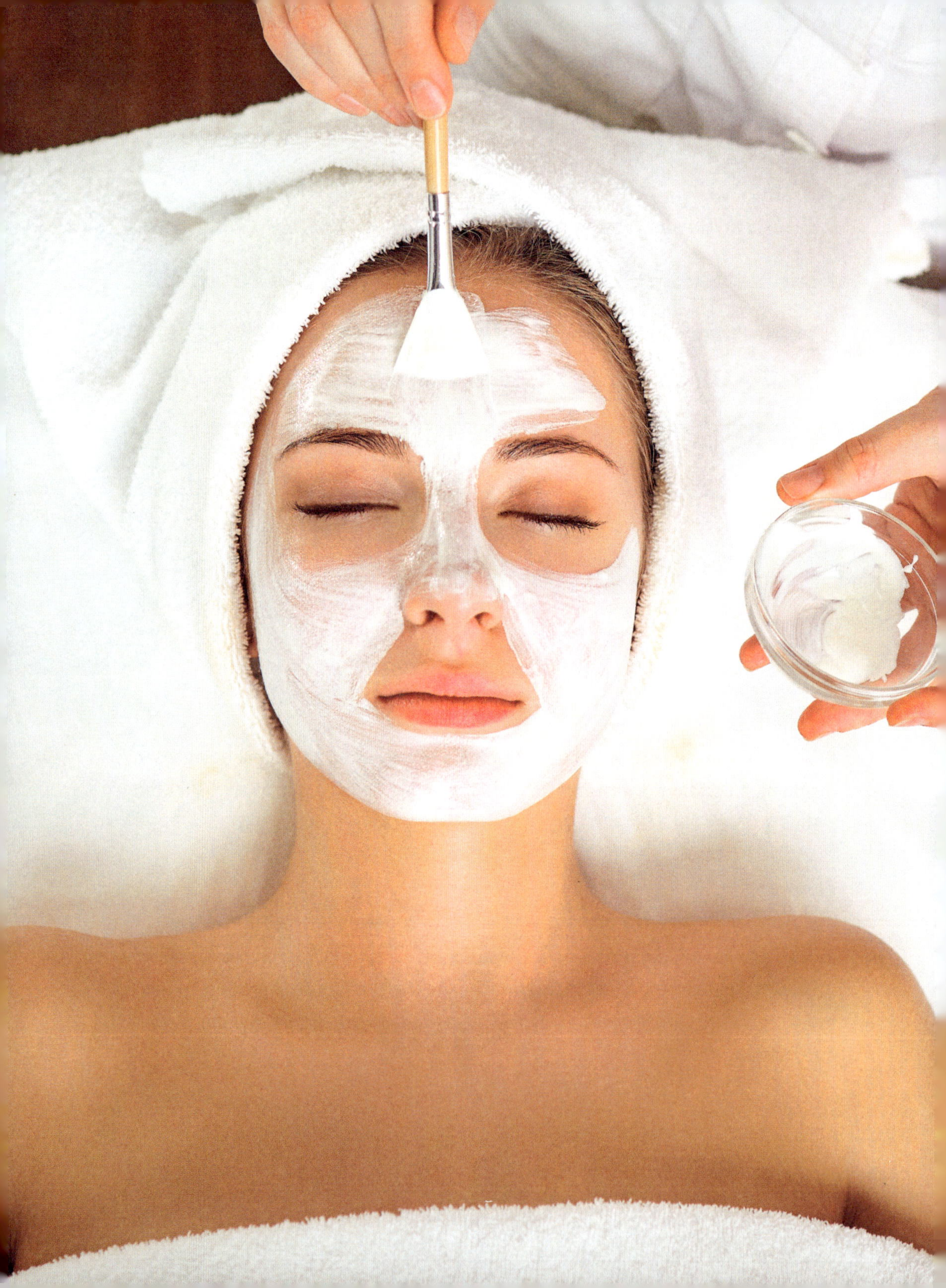

Haferflocken

Vollkorngetreidesorten stehen in einem gesundheitsförderlichen Ruf. Hafer zeichnet sich dabei als besonders leckeres und vielseitiges Lebensmittel aus, um die Haare und die Haut zu fördern und auch sonst den Speiseplan zu bereichern. Das Superfood Hafer enthält viel Zink und Proteine, darüber hinaus jedoch auch Biotin, Magnesium, Kalzium, Silizium und Eisen.

Schon beim Frühstück bieten die Haferflocken eine abwechslungsreiche Basis: Als Müsli oder Porridge können Nüsse, Beerenfrüchte oder anderes Obst flexibel und nach Geschmack kombiniert werden. Wählen Sie weiterführende Zutaten aus unserem Lebensmittel-ABC für Haare und Haut, können Sie die Nährstoffaufnahme optimieren und vollen Genuss schon am Morgen gesund umsetzen.

Hülsenfrüchte wie Linsen, Lupinen und Sojabohnen

Hülsenfrüchte gelten nicht nur in der vegetarischen und veganen Küche als wertvolle Eiweißlieferanten, welche unter anderem die Gesundheit von Haaren, Haut und Nägeln fördern. Als pflanzliche Energielieferanten sind Hülsenfrüchte hochgeschätzt und und bieten wertvolle Inhaltsstoffe.

So liefern Linsen, Bohnen, Kichererbsen, Lupinen und Sojabohnen hohe Mengen des Spurenelements Zink. Ein Zinkmangel kann brüchige Nägel, Haarausfall und Ekzeme zur Folge haben. Mit im Gepäck der Hülsenfrüchte sind zudem B-Vitamine, die nicht nur für Haut und Haare, sondern auch für die Stressverarbeitung wichtig sind. Sie stärken die Nervenbahnen, fördern den Energiestoffwechsel und werden bei der Produktion von Hormonen benötigt. Aber Vorsicht! Wenn es um Trennkost geht, sind Hülsenfrüchte tabu!

Fitnesssalat mit Gemüse und Hülsenfrüchten, S. 113

Möhren

Die orangen Möhren, gerne auch Karotten genannt, bergen das wichtige Provitamin Beta-Carotin, das im Körper für die Produktion von Vitamin A benötigt wird. Beta-Carotin besitzt antioxidative Eigenschaften und wirkt in der Haut als natürlicher Hautschutz. Es macht die Haut lichtverträglicher und fördert die Resistenz gegenüber UV-Strahlen. Die Hautalterung kann somit durch regelmäßige und ausreichende Nährstoffzufuhr verlangsamt und hierdurch auch die Zellregeneration der Haut gefördert werden. Zudem unterstützt das vom Körper produzierte Vitamin A die Blutzirkulation der Haut und nimmt somit Einfluss auf die Zellversorgung, was im Bereich des Kopfes auch das Haarwachstum stimuliert. Schon ein Glas Möhrensaft am Tag oder das Knabbern von zwei kleinen Möhren können den Speiseplan mit einer guten Zufuhr von Beta-Carotin bereichern.

Buttermilch-Möhren-Drink mit Orangen, S. 126

Kürbiskerne

Eisen und Zink sind für schöne Haut und Haare essenziell und müssen von außen in ausreichender Menge zugeführt werden, da der Körper diese nicht selbst herstellen kann. Kürbiskerne enthalten vergleichsweise sehr viel Zink und gelten mit rund 12,5 mg pro 100 Gramm als Spitzenreiter unter den Eisenlieferanten.

Während das Zink aus den Kürbiskernen trockne Haut und schlechte Wundheilung meiden lässt, lindert es Haarausfall ebenso wie brüchige Nägel. Eisen ist vor allem im Blutkreislauf wichtig, da es als Bestandteil des Blutfarbstoffs Hämoglobin den Sauerstofftransport bis in die letzte Zelle ermöglicht. Die gute Sauerstoffversorgung hilft wiederum der Haut und den Haaren.

Grüner Reis und Kürbiskerne, S. 117

Spinat

Schon Popeye, der Seemann, machte früheren Generationen den Wert von Spinat auf dem Speisezettel bekannt. Dieses Wissen trägt sich bis heute fort, wenngleich es längst nicht mehr nur um körperliche Stärke geht. Das grüne Blattgemüse enthält Mineralien, Vitamine und Eisen.

Und auch wenn der Eisengehalt nicht mit Kürbiskernen vergleichbar ist, bietet Spinat sich mit 3 bis 4 Milligramm je 100 Gramm als schmackhaftes und gesundes Gemüse an, das zudem die Mineralstoffe Kalium, Kalzium und Magnesium sowie Vitamin A, Vitamin C und Biotin nicht nur für die Haare und die Haut liefert.

Tomaten

Neben bis zu 95 % Wasser enthalten Tomaten den zur Klasse der Carotinoide gehörenden Stoff Lycopin, der auch in Paprikas und Hagebutten zu finden ist. Es gilt als Antioxidans gegen freie Radikale und soll im Körper ebenso wie Beta-Carotin den hauteigenen UV-Schutz stärken.

Außerdem enthält die Tomate die Vitamine A und B1, Vitamin B und Vitamin C neben Mineralstoffen wie Kalzium, Kalium und Magnesium, die der Körper für ein gesundes Wachstum von Haaren, Nägeln und die Zellerneuerung der Haut benötigt.

Walnüsse

In fast allen Nüssen finden sich wertvolle Inhaltsstoffe für Haare und Haut. Die Walnuss ist jedoch besonders hervorzuheben, da sie neben Omega-3-Fettsäuren auch Biotin, Selen und Vitamin E liefert. Schon 100 Gramm Walnüsse deckt den Tagesbedarf eines Menschen um rund die Hälfte der empfohlenen Menge. Das

Vitamin E fördert die Gesundheit der Körperzellen durch antioxidative Eigenschaften, während die essenziellen Fettsäuren ihren positiven Einfluss auf die Haut entfalten.

Zudem lässt sich die Walnuss einfach und unkompliziert in den Tagesplan einbinden: Als Snack zwischendurch, als Ergänzung in Backwaren und Desserts oder im leckeren Hafermüsli macht die Walnuss eine gute Figur.

Zitrusfrüchte

Zitrusfrüchte machen auf jedem Teller gute Laune. Für die Gesundheit bieten sie sich durch ihre Inhaltsstoffe mit antioxidativer Wirkung, die durch einen hohen Gehalt an Vitamin C abgerundet wird. Auch Kalzium und Kalium bringen die meisten Zitrusfrüchte mit, während die enthaltenen ätherischen Öle sich mit ihrer Frische positiv auf Geist und Seele auswirken.

So lässt sich mit Orangen, Zitronen und Grapefruits als Frucht, als Saft oder in leckeren Köstlichkeiten eine gute Nährstoffversorgung gewährleisten, die das Bindegewebe strafft, den Körper bei der Behebung von Zellschäden unterstützt und das Immunsystem fördert.

Iss dich schön! Mein pescetarisches Kochbuch für die Schönheit

Fischgerichte

Sie haben im ersten Teil des Buchs die Kernaussage meiner Ernährungsempfehlung bereits erfahren: Pescetarier sind die schöneren und gesünderen Menschen. Eine ausgewogene, fleischlose, aber fischreiche Ernährung lohnt sich in jedem Fall.

Darauf wirkt pescetarische Ernährung positiv

» Auf Ihre Haut und auf Ihr äußeres Erscheinungsbild

» Auf Ihre körperliche Gesundheit und Fitness

» Auf Ihr Wohlbefinden insgesamt

» Auf Ihr bewusstes Konsumverhalten

Bitte achten Sie beim Einkauf auf Qualität!

Wer sich pescetarisch ernährt und damit auch fleischlos einkauft, betreibt aktiven Umweltschutz und macht sich selbst das größte Geschenk. Doch auch beim Einkauf von Fisch ist die Auswahl geeigneter Produkte entscheidend, um den Gesundheitseffekt von fischreicher Ernährung nutzen zu können. Es ist kein Geheimnis: Seefische weisen häufig eine hohe Schadstoffbelastung auf. Nur indem Sie ausgewählte Bezugsquellen und Produkte mit Qualitätssigel wählen, können Sie dieses Risiko reduzieren.

Ursache für die Einlagerung von Schadstoffen im Fisch ist die weltweite Umweltverschmutzung, bei der neben Quecksilber auch andere Dioxine im Mittelpunkt stehen. Es ist wissenschaftlich belegt, das alte Fische und Raubfische stärker belastet sind als junge Fische. Durch die Berücksichtigung von geeigneten Händlern kann diese Problematik eingeschränkt werden und auch die regelmäßige Mahlzeit mit Seefischen aus Wildfang sicher genossen werden.

Es gibt eine Reihe aussagekräftiger Gütesiegeln, die nachhaltigen Fischfang zum Schutz gegen Überfischung sowie die geringstmögliche Belastung mit Schadstoffen berücksichtigen.

Die wichtigsten Qualitätssiegel

- MSC-Siegel des Marine Stewardship Councils nach Standards einer Kooperation aus Wissenschaftlern, Fischereiexperten und Umweltschutzorganisationen
- Naturland Wildfisch/Aquakulturen nach der Naturland-Bewegung
- ASC-Siegel des Aquaculture Stewardship Council zur Kennzeichnung von Fisch und Meeresfrüchten aus Aquakultur
- Bioland-Siegel des gleichnamigen Biobauernverbandes
- EU-Bio-Siegel für Fische aus kontrollierter Zucht in Aquakultur

Viele Schadstoffe in unseren Meeren gelangen als fettlösliche Gifte in den Organismus von Tieren und Menschen. Da sich aufgrund der natürlichen Stoffwechselvorgänge die Schadstoffe unzureichend wieder entfernen lassen und somit anreichern, kann also ein hoher Konsum von Fisch aus Wildfang zu einer erhöhten Schadstoffbelastung führen. Als Pescetarier möchten Sie Fisch schließlich regelmäßig genießen und sollten fette Fische wie Makrele, Thunfisch, Hering oder Lachs zu Gunsten von fettarmen Fischen auf dem Speiseplan reduziert einsetzen. Zu den Fischsorten mit geringem Fettanteil zählen unter anderem Kabeljau und Scholle neben Meeresfrüchten wie Garnelen. Einen mittleren Fettgehalt bieten beispielsweise Barsch und Hecht.

Der Genuss von fetten Fischmahlzeiten ist mindestens 1–2 mal in der Woche bei der Berücksichtigung der Bio-Siegel oder bei einer bekannten Herkunft der Fische über den Fachhändler Ihres Vertrauens problemlos möglich. Wie Sie allerdings an der Auswahl meiner Rezepte sehen werden, empfehle ich überwiegend Süßwasserfische, wie wir sie etwa im Bodensee in sehr guter Qualität finden.

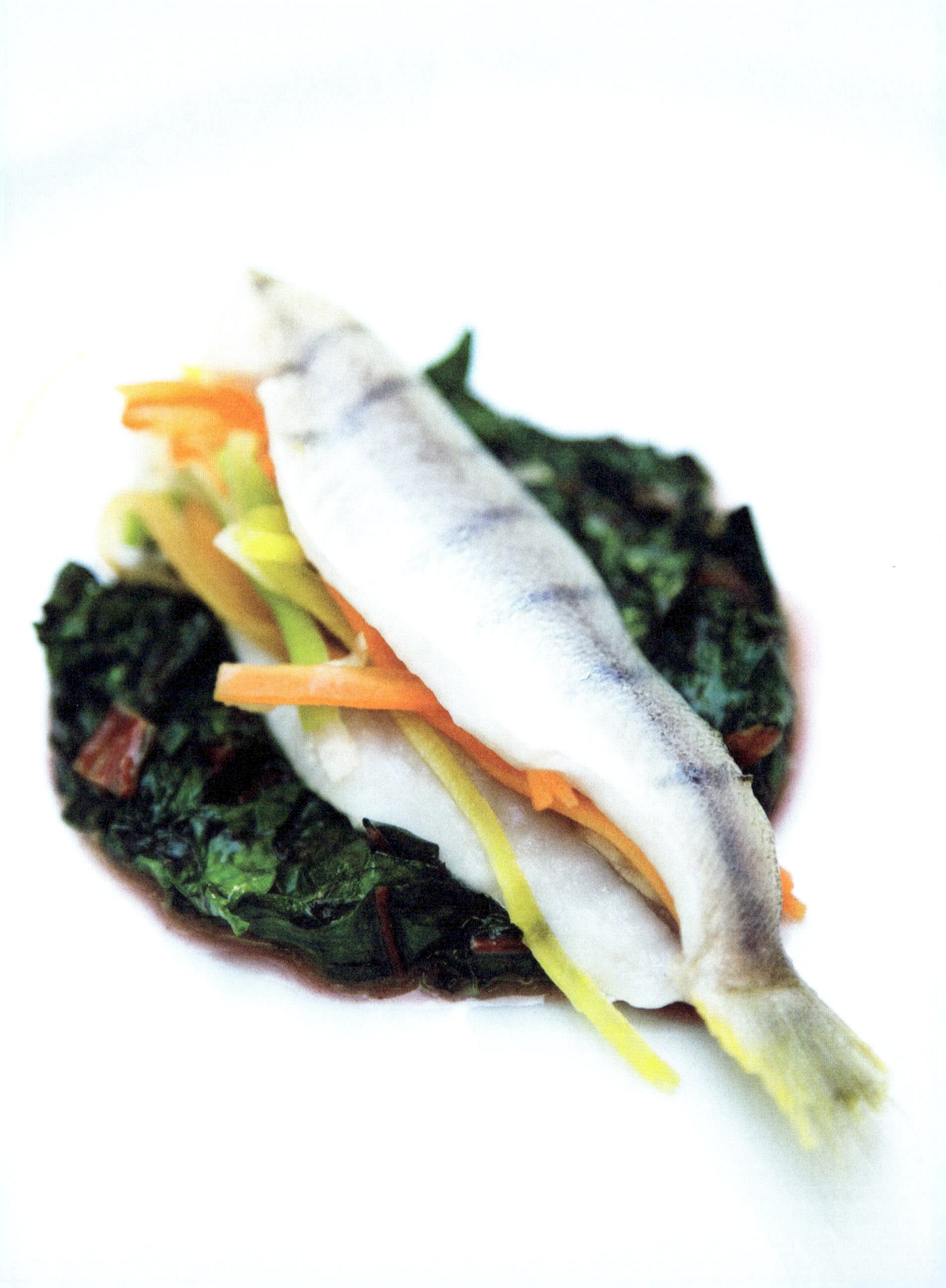

Gefüllter Egli mit Mangold oder Spinat

Der Flussbarsch – schweizerisch Egli – zeichnet sich durch sein besonders mageres Fleisch aus und schmeckt am besten zu Gemüse.

Für 4 Portionen

Vorbereitungszeit: 30 min.

Zubereitungs- und Garzeit: 10 min.

Gesamtzeit: 40 min.

Schwierigkeitsgrad: einfach

Nährwertangaben pro Portion

Energie (kcal/kJ): 231 / 269

Eiweiß: 30,2 g

Fett: 10 g

Kohlenhydrate: 4,3 g

Ballaststoffe: 5,3 g

Cholesterin: 0,1 g

Broteinheiten: 0,4

Zutaten

2 Möhren, gelb und orange
1/2 Stange Lauch
Salz
1 Schalotte
1 Knoblauchzehe
600 g Mangold, rot, junge Blätter
520 g Flussbarsch, küchenfertig 4 Stück, Mittelgräte ausgelöst
1 EL Traubenkernöl
1 EL Butter
Muskatnuss, frisch gerieben

Zubereitung

Die Möhren putzen, schälen und längs in feine Julienne schneiden. Lauch putzen, ebenfalls in Julienne schneiden, waschen und abtropfen lassen. Die Möhren in kochendem Salzwasser 2–3 Minuten bissfest blanchieren, in den letzten 30 Sekunden den Lauch zugeben. Abgießen, eiskalt abschrecken und abtropfen lassen.

Schalotte und Knoblauch abziehen und fein würfeln. Mangoldblätter verlesen, waschen und in Streifen schneiden.

Die Fischfilets trocken tupfen, salzen, je mit etwas Traubenkernöl bepinseln und im Dämpfeinsatz über kochendem Wasser 3–4 Minuten dämpfen.

In einer Pfanne die Hälfte der Butter erhitzen und den Mangold darin mit Schalotten- und Knoblauchwürfel 2–3 Minuten dünsten. Mit Salz und Muskat würzen.

Restliche Butter in einer Pfanne schmelzen, und das Gemüse darin warm schwenken. Mit etwas Salz abschmecken.

Den Mangold mithilfe eines Servier-Rings (ca. 12 cm im Durchmesser) auf Tellern anrichten. Die Fische mit der Gemüse-Julienne befüllen, darauf anrichten und servieren.

Tipp: Die Mittelgräte hierbei am besten vom Fischhändler auslösen lassen. Dabei sollten die Fische am Schwanz noch zusammenhalten.

Egli

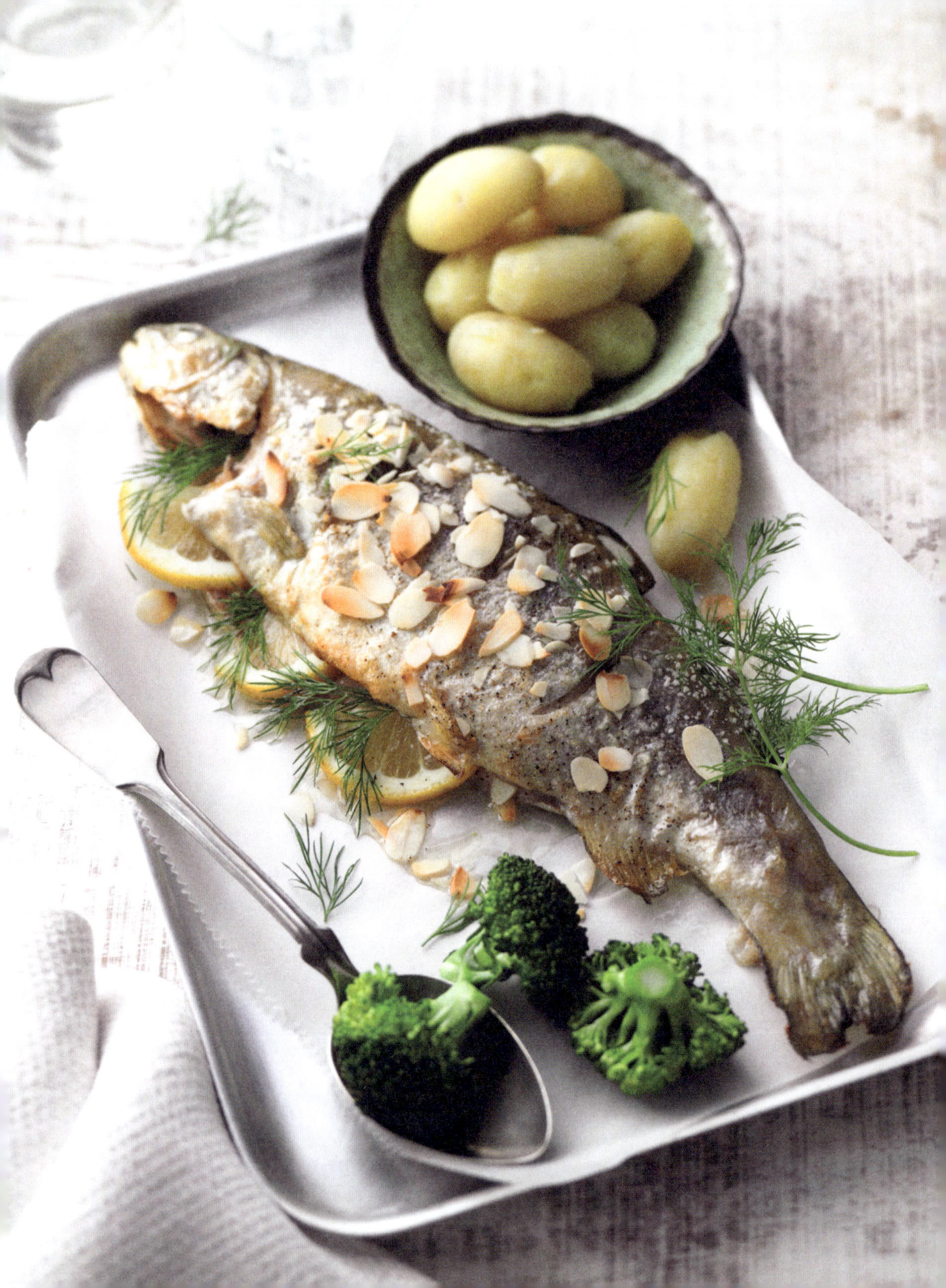

‚Müllerin' mit Mandelblättchen, Dill und Pellkartoffeln

Dieses traditionelle Gericht hat mit der Forelle nicht nur ausreichend Eiweiß zu bieten, sondern schmeckt seit vielen Generationen jedem, der Fisch mag!

Für 4 Portionen

Vorbereitungszeit: 25 min.

Zubereitungs- und Garzeit: 25 min.

Gesamtzeit: 50 min.

Schwierigkeitsgrad: einfach

Nährwertangaben pro Portion

Energie (kcal/kJ): 705 / 2964

Eiweiße: 70,8 g

Fette: 22,2 g

Kohlenhydrate: 51,7 g

Ballaststoffe: 8,5 g

Cholesterin: 0,2 mg

Broteinheiten: 4,3 BE

Zutaten

30 g Mandeln, gehobelt
3 unbehandelte Zitronen
1 Hand voll Dill
1 kg kleine Kartoffeln, festkochend
Salz
4 Forellen, à ca. 300 g, küchenfertig
Gemahlener Pfeffer, weiß
400 g Brokkoli
Mehl, zum Wenden
3 EL Butter
Frischer Dill, für die Garnitur

Zubereitung

Die Mandeln in einer Pfanne duftend rösten. Die Zitronen waschen und in Scheiben schneiden. Den Dill waschen, trocken schütteln und zerzupfen.

Den Backofen auf 180°C Umluft vorheizen.

Die Kartoffeln als Pellkartoffeln in Salzwasser ca. 25 Minuten garen. Die Forellen waschen, trocken tupfen, innen und außen salzen und pfeffern. Den Brokkoli waschen und in kleine Röschen zerteilen.

Die Forellen im Mehl wenden, überschüssiges Mehl abschütteln. Die Butter in einer großen, beschichteten Pfanne erhitzen und die Fische darin von beiden Seiten kurz anbraten. Auf einem Backblech mit Backpapier verteilen und im Ofen 12–15 Minuten garen.

In der Zwischenzeit die Kartoffeln abgießen und pellen. Den Brokkoli in einem Topf mit wenig kochendem Salzwasser zugedeckt ca. 3 Minuten garen. Die Zitronenscheiben jeweils in einer Reihe auf Tellern anrichten und den Dill darauf verteilen. Die Fische darauf betten, den abgetropften Brokkoli daneben anrichten. Den Fisch mit den Mandeln bestreuen und mit Dill garnieren. Die Pellkartoffeln dazu reichen.

Forelle

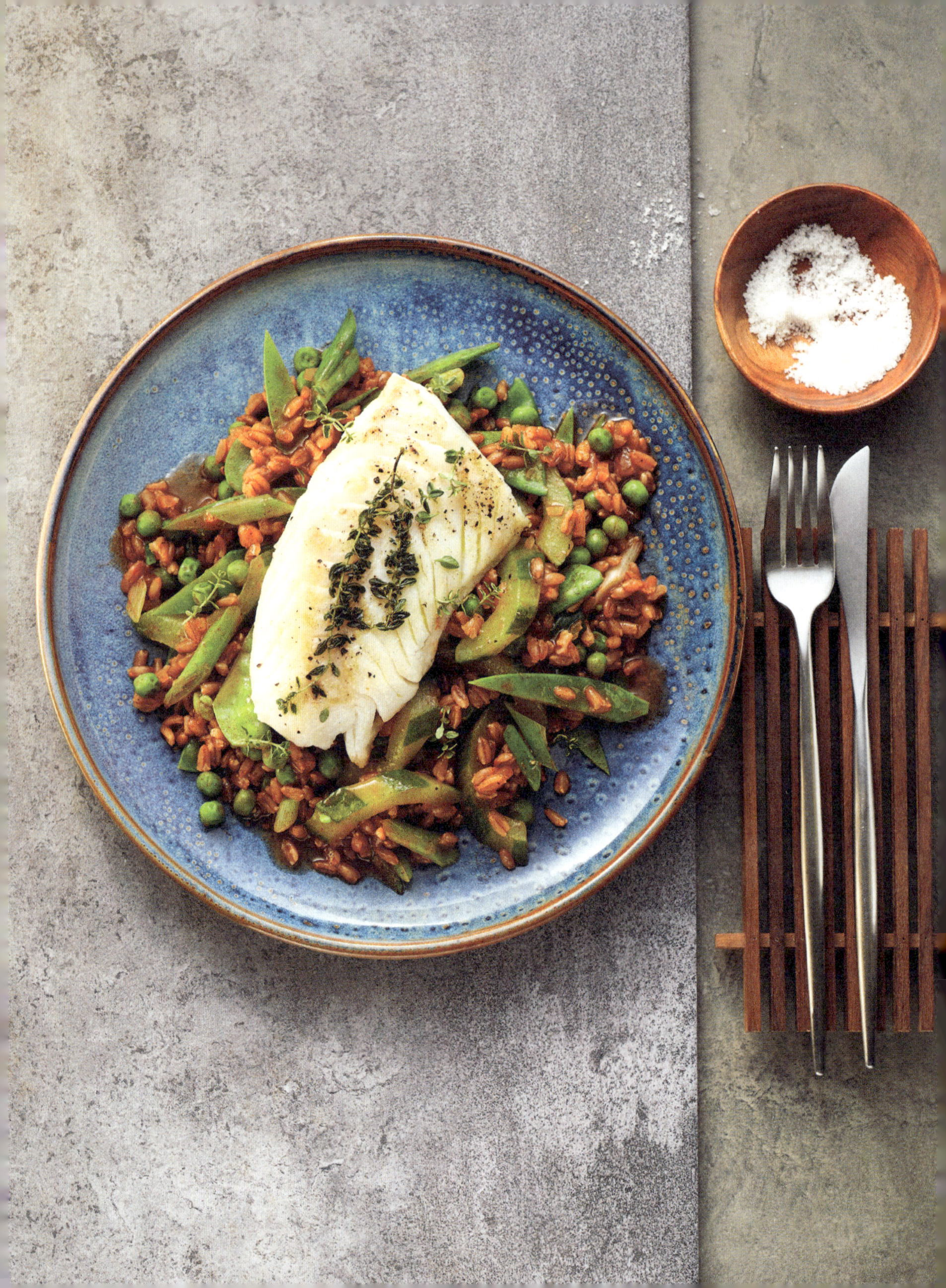

Kabeljau mit Dinkelgemüse

Der Dorsch oder auch Kabeljau ist aromatisch mit einem leichten Salzgeschmack. Von daher lässt er sich vielfältig zubereiten – perfekt kombiniert mit süßlichem Dinkel.

Für 4 Portionen

Vorbereitungszeit: 25 min.

Zubereitungs- und Garzeit: 50 min.

Gesamtzeit: 1 h 15 min.

Schwierigkeitsgrad: einfach

Nährwertangaben pro Portion

Energie (kcal/kJ): 618 / 2588

Eiweiße: 53,4 g

Fette: 18,7 g

Kohlenhydrate: 57,6 g

Ballaststoffe: 13,4 g

Cholesterin: 69 mg

Broteinheiten: 4,8

Zutaten

Für den Dinkel

250 g Perldinkel
Salz
1 Zwiebel
2 Knoblauchzehen
1 Gurke
150 g Zuckerschoten
2 Frühlingszwiebeln
100 g Erbsen, TK, aufgetaut
2 EL Olivenöl
Pfeffer, aus der Mühle
1 TL Tomatenmark
1 TL Paprikapulver, geräuchert
200 g Tomaten, passiert, Dose
150 ml Gemüsebrühe

Außerdem

800 g Kabeljaufilet, 4 Stücke ohne Haut und Gräten
2 Stängel Zitronenthymian, und zum Garnieren
2 EL Olivenöl

Zubereitung

Den Dinkel in kochendem Salzwasser bei milder Hitze ca. 30 Minuten mit leichtem Biss garen.

Zwiebel und Knoblauch abziehen und fein würfeln. Gurke putzen, waschen, gestreift schälen und längs halbieren. Die Kerne entfernen und das Fruchtfleisch quer in Scheiben schneiden. Zuckerschoten waschen, putzen und schräg halbieren. Frühlingszwiebeln waschen, putzen und schräg in Ringe schneiden. Erbsen in ein Sieb abgießen.

Das Olivenöl in einem Topf erhitzen, darin Zwiebel- und Knoblauchwürfel mit den Gurken 2–3 Minuten andünsten. Zuckerschoten, Frühlingszwiebeln und Erbsen zugeben und mit Salz und Pfeffer würzen. Tomatenmark, Paprikapulver, passierte Tomaten und Brühe zugeben und 3–4 Minuten köcheln lassen. Dinkel abgießen, abtropfen lassen, untermischen und alles nochmals abschmecken. Warmhalten.

Die Kabeljaufilets trocken tupfen. Thymian waschen und trocken schütteln. Das Olivenöl in einer beschichteten Pfanne erhitzen, die Fischfilets mit Salz und Pfeffer würzen und bei mittlerer Hitze je Seite 3–4 Minuten braten. Dabei in den letzten 2 Minuten den Thymian mit dazugeben und den Fisch mit dem Öl begießen.

Das Dinkelgemüse auf Teller verteilen und je ein Fischfilet darauf anrichten. Mit extra Thymian garnieren und servieren.

Kabeljau

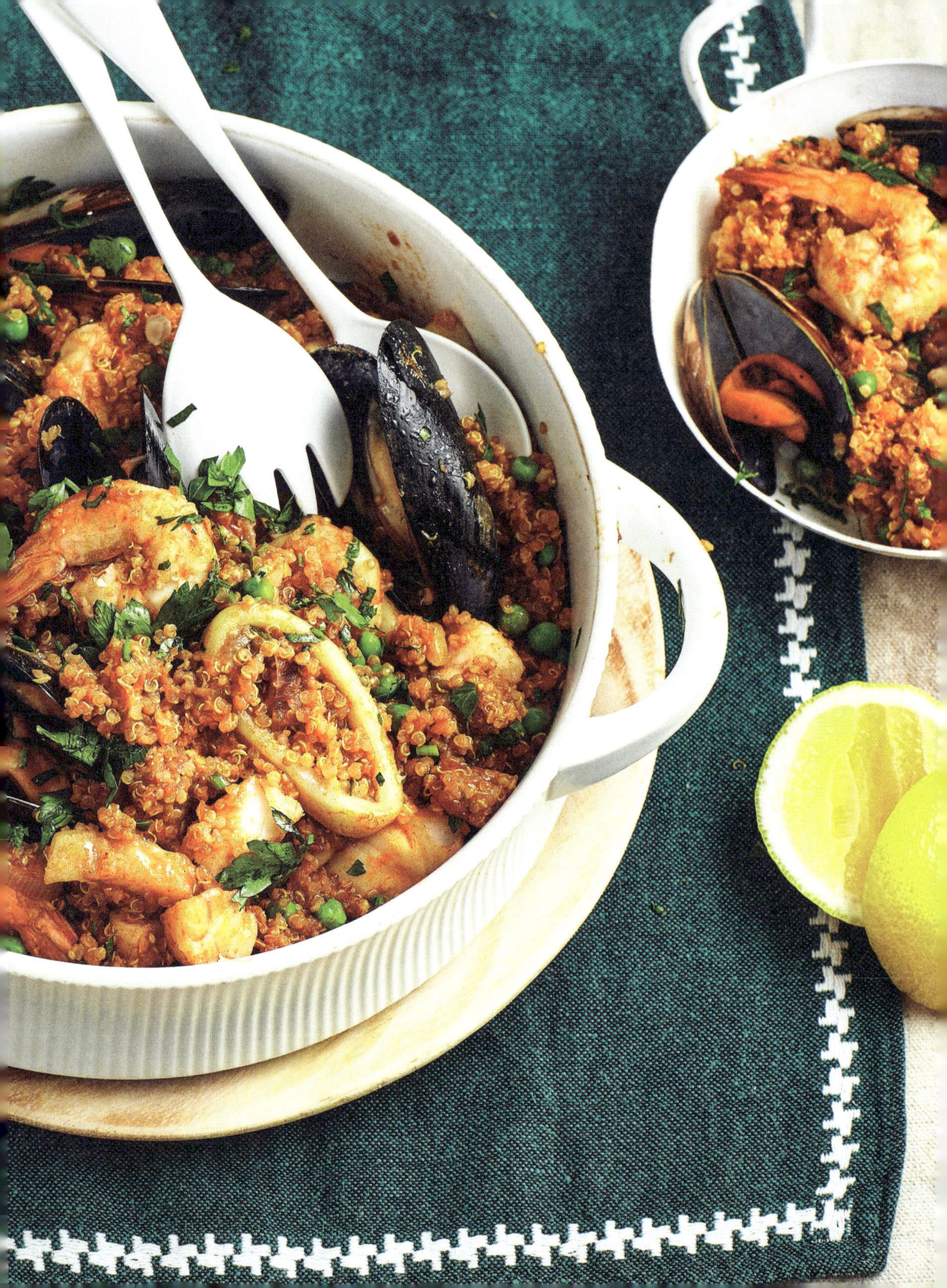

Quinoa-Meeresfrüchte-Paella

Alles in einer Pfanne, bunt und vielfältig im Geschmack! Hier als fleischlose Variante mit Quinoa statt Reis.

Für 4 Portionen

Vorbereitungszeit: 20 min.

Zubereitungs- und Garzeit: 20 min.

Gesamtzeit: 40 min.

Schwierigkeitsgrad: einfach

Nährwertangaben pro Portion

Energie (kcal/kJ): 835 / 3495

Eiweiße: 71,4 g

Fette: 33,8 g

Kohlenhydrate: 59,4 g

Ballaststoffe: 10,5 g

Cholesterin: 0,4 mg

Broteinheiten: 5

Zutaten

1 Paprika, rot
1 Zwiebel, rot
2 Knoblauchzehen
300 g Fischfilet, weiß z.B. Kabeljau
8 Riesengarnelen, entdarmt und bis auf das Schwanzsegment geschält
250 g Miesmuscheln
150 g Tintenfischtuben, küchenfertig
4 EL Olivenöl
2 TL Paprikapulver, geräuchert
1 TL Chiliflocken
1/2 TL Kurkumapulver
1 Prise Safran
275 g Quinoa
400 g Tomaten, stückig, Dose
750 ml Gemüsebrühe
80 g Erbsen, TK
Salz
Pfeffer, aus der Mühle
2 EL Petersilie, gehackt
1 Zitrone, in Scheiben

Zubereitung

Paprika waschen, putzen und klein schneiden. Zwiebel und Knoblauch abziehen und fein würfeln.

Fisch abbrausen, trocken tupfen und in ca. 3 cm große Stücke schneiden. Garnelen abspülen und abtropfen lassen. Muscheln gründlich säubern und mit kaltem Wasser abspülen (geöffnete Exemplare entsorgen). Tintenfischtuben abbrausen, trocken tupfen und in Ringe schneiden.

In einer großen tiefen Pfanne das Öl erhitzen, darin Paprika, Zwiebel und Knoblauch 2–3 Minuten andünsten. Gewürze, Quinoa und Tomaten zugeben und aufkochen. Fond angießen und das Ganze für ca. 10 Minuten bei milder Hitze köcheln lassen.

Fisch und Meeresfrüchte mit den Erbsen zugeben und 6–7 Minuten abgedeckt weitergaren. Mit Salz und Pfeffer abschmecken und mit der Petersilie bestreuen.

Die Paella in einem Porzellangeschirr anrichten und Zitronenscheiben dazu reichen.

eresfrüchte

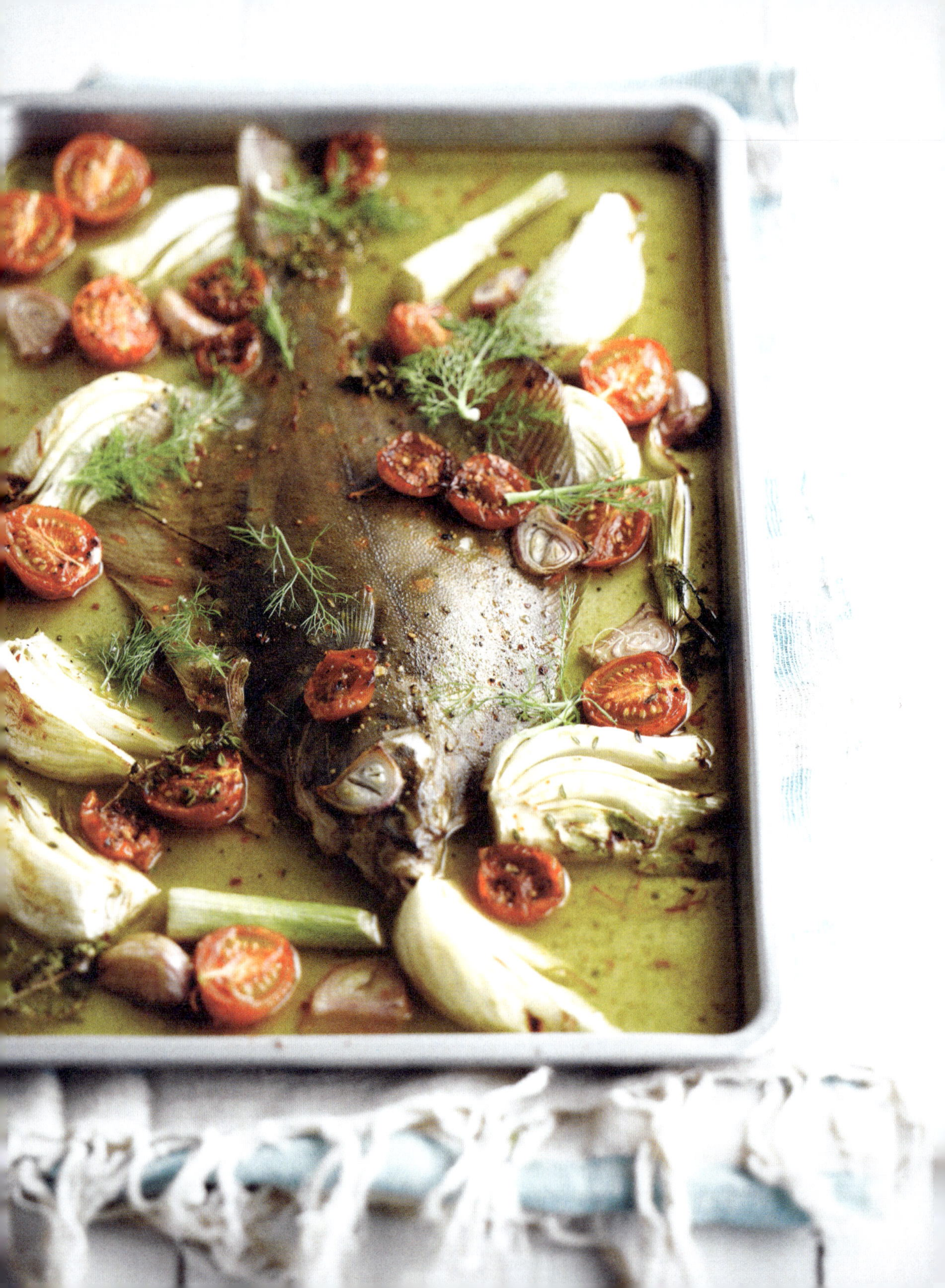

Mediterrane Scholle mit Fenchel und Tomaten

Das weiße Fleisch der Scholle wird im Ofen besonders zart und bleibt aromatisch – ebenso wie der leckere Ofen-Fenchel.

Für 4 Personen

Vorbereitungszeit: 20 min.

Backzeit: 25 min.

Gesamtzeit: 45 min.

Schwierigkeitsgrad: einfach

Nährwertangaben pro Portion

Energie (kcal/kJ): 502 / 2112

Eiweiße: 71,5 g

Fette: 20,6 g

Kohlenhydrate: 7,9 g

Ballaststoffe: 4,1 g

Cholesterin: 0,3 mg

Broteinheiten: 0,7

Zutaten

2 große Schollen, à ca. 800 g, küchenfertig ausgenommen
2 Fenchelknollen, mit Grün
300 g Kirschtomaten
1 junge Knoblauchknolle
Grobes Meersalz
Pfeffer, aus der Mühle
500 ml Olivenöl

Zubereitung

Den Backofen auf 200 °C Ober- und Unterhitze vorheizen. Die Schollen abbrausen, trocken tupfen und auf ein tiefes Backblech legen.

Den Fenchel waschen, putzen und das Grün zur Seite geben. Die Knollen in grobe Stücke schneiden. Kirschtomaten waschen und halbieren. Knoblauch in die einzelnen Zehen teilen und mit den Händen leicht andrücken. Alles zusammen mit dem Fenchelgrün zu den Schollen auf das Backblech geben, mit Salz und Pfeffer würzen, das Öl angießen und das Blech für ca. 25 Minuten in den Ofen schieben.

Dazu passt z. B. frisches Vollkornbrot.

Scholle

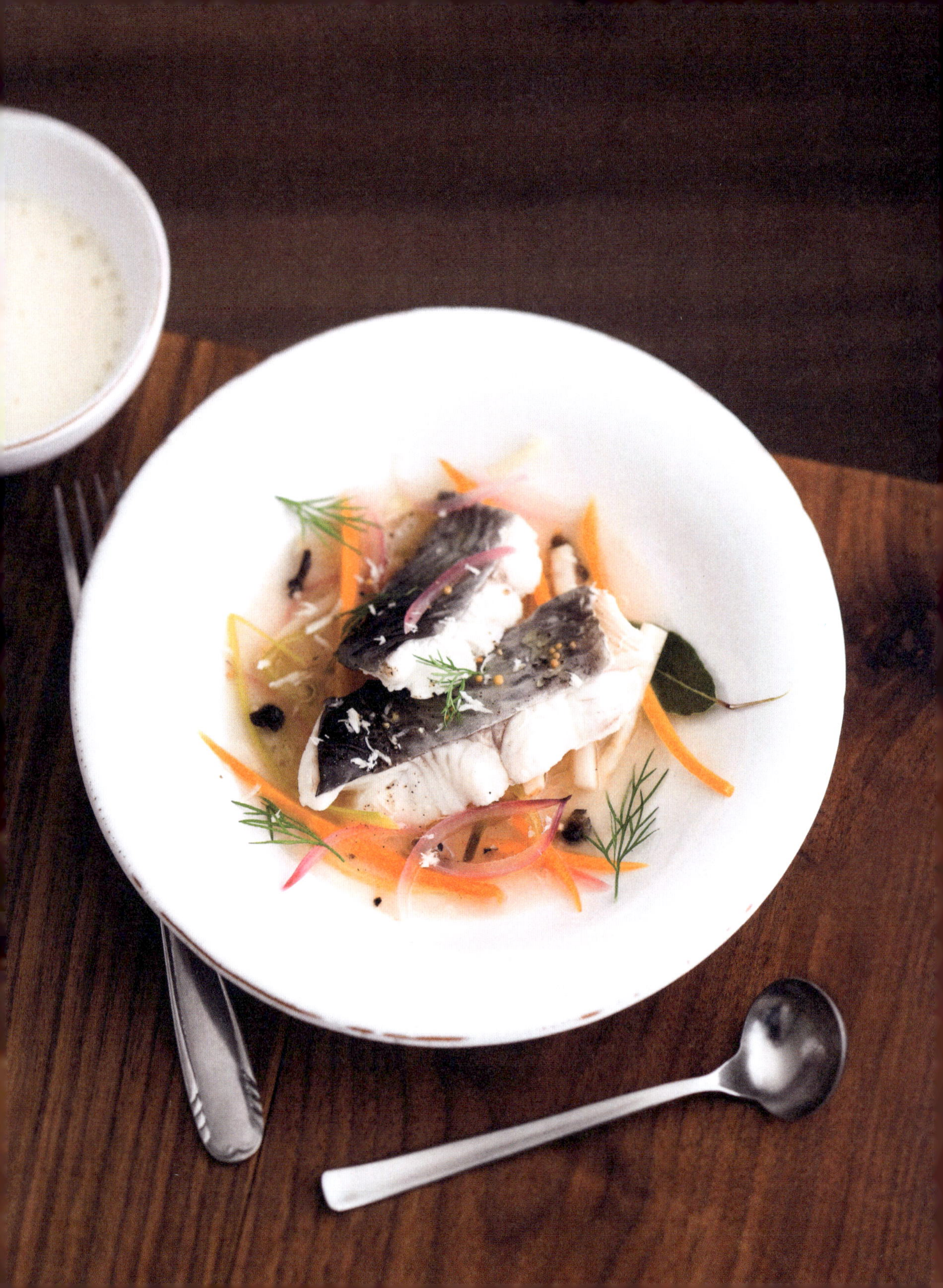

Waller im Wurzelsud

*Wels, der je nach Region auch Waller genannt wird,
schmeckt ganz hervorragend,
wenn man ihn mit feinen Gewürzen zubereitet,
die in jeder Küche zu finden sind.*

Für 4 Portionen

Vorbereitungszeit: 20 min.

Zubereitungs- und Garzeit: 15 min.

Gesamtzeit: 35 min.

Schwierigkeitsgrad: einfach

Nährwertangaben pro Portion

Energie (kcal/kJ): 475 / 1993

Eiweiße: 44,4 g

Fette: 24,2 g

Kohlenhydrate: 12,9 g

Ballaststoffe: 4,2 g

Cholesterin: 0,2 mg Chol

Broteinheiten: 1,1

Zutaten

2 Möhren

1 kleine Stange Lauch

1 Zwiebel, rot

1 EL Butter

Salz

2 Lorbeerblätter

2 Gewürznelken

1 TL Wacholderbeeren

150 ml Weißwein

2 EL Essig

1 TL Zucker

350 ml Gemüsebrühe

720 g Wallerfilet, ohne Gräten

200 ml Fischfond

120 g Sahne

2 EL Sahnemeerrettich

1 EL Butter, kalt

Muskatnuss, frisch gerieben

15 g Meerrettichwurzel

Dillspitzen, für die Garnitur

Zubereitung

Möhren, Lauch und Zwiebel putzen, ggf. schälen und alles in feine Streifen schneiden. In einem Topf in der Butter andünsten und leicht salzen. Gewürze zugeben, mit Wein und Essig ablöschen, Zucker und Brühe zugeben und das Ganze 5–6 Minuten köcheln lassen. Fischfilet trocken tupfen, in ca. 8 gleich große Stücke schneiden und auf das Gemüse setzen. Abgedeckt 6–7 Minuten bei sehr milder Hitze dünsten.

Für die Sauce den Fond mit Sahne und Meerrettich in einem Topf erhitzen und die Butter mit dem Pürierstab einmixen. Mit Salz und Muskat abschmecken und in ein Schälchen füllen.

Die Fischfilets mit je etwas Sud und Gemüse in tiefen Tellern anrichten. Meerrettich schälen und fein darüber reiben. Mit Dill garnieren und die Sauce dazu reichen.

Waller

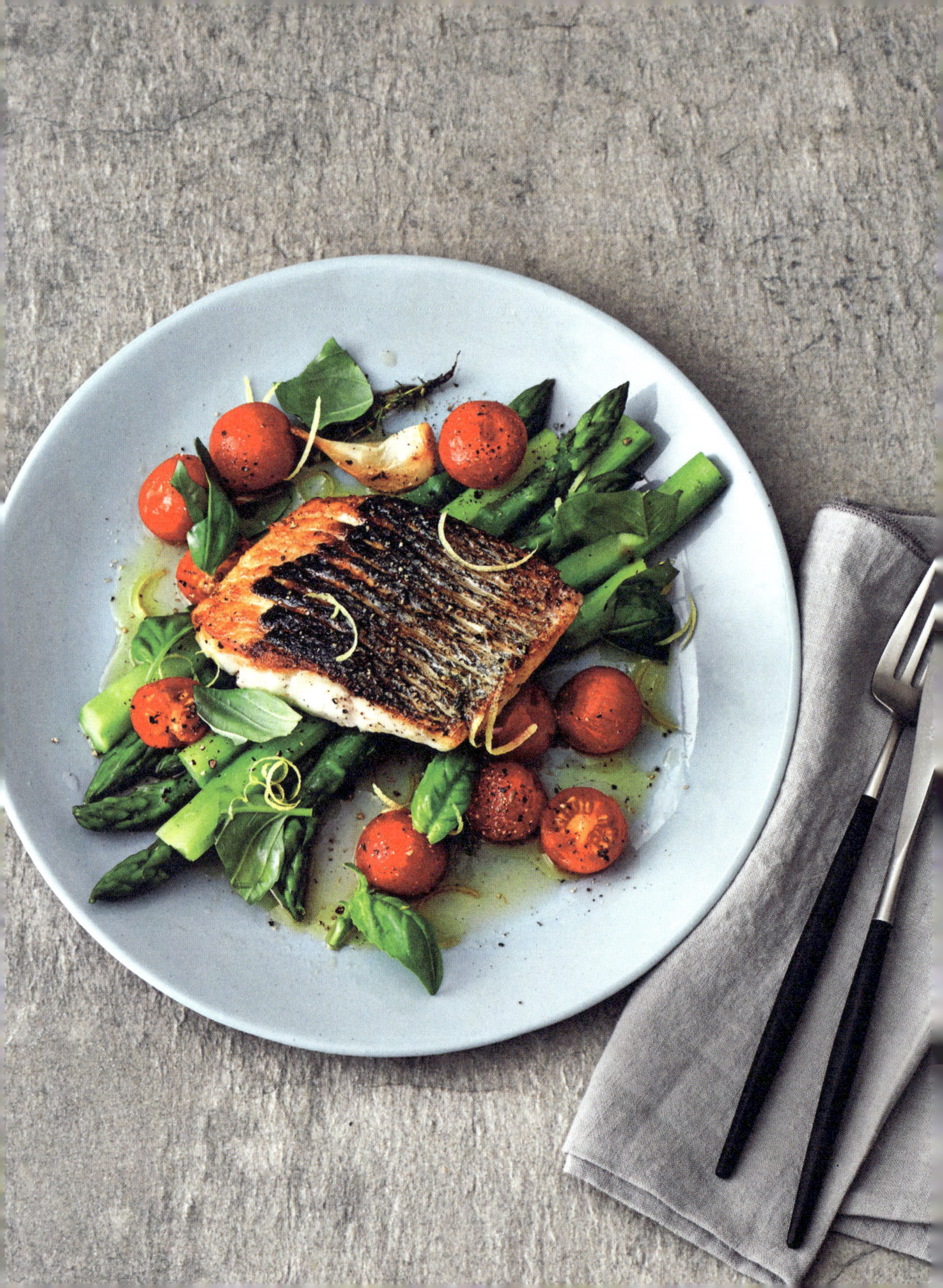

Wilder Wolfsbarsch auf Spargel

Der beliebte Fisch aus dem Mittelmeer ist einfach zuzubereiten und eignet sich hervorragend für ein Rendezvous mit Basilikum-Tomaten.

Für 4 Portionen

Vorbereitungszeit: 25 min.

Zubereitungs- und Garzeit: 15 min.

Gesamtzeit: 40 min.

Schwierigkeitsgrad: einfach

Nährwertangaben pro Portion

Energie (kcal/kJ): 433 / 1815

Eiweiße: 37,4 g

Fette: 23,8 g

Kohlenhydrate: 12,9 g

Ballaststoffe: 6,8 g

Cholesterin: 0,11 g

Broteinheiten: 1,1

Zutaten

1 1/2 kg Spargel, grün
Salz
300 g Kirschtomaten
1 Hand voll Basilikum
2–3 Zweige Thymian
80 ml Olivenöl
4 junge Knoblauchzehen
80 ml Weißwein
500 g Wolfsbarschfilet, küchenfertig, mit Haut, aus Wildfang
Meersalz
Pfefferkörner, aus der Mühle
1/2 unbehandelte Zitrone, Zesten

Zubereitung

Den Spargel waschen, von den holzigen Enden befreien und das untere Drittel schälen. Den Spargel in Salzwasser 5–6 Minuten garen, abschrecken und abtropfen lassen. Die Kirschtomaten waschen, trocken tupfen, nach Belieben mit kochendem Wasser überbrühen, häuten und den Stielansatz entfernen. Die Tomaten zur Hälfte halbieren. Das Basilikum abbrausen, trocken schütteln und die Blätter abzupfen. Den Thymian abbrausen und trocken schütteln.

In einer großen Pfanne 4 EL Olivenöl erhitzen und die ungeschälten Knoblauchzehen darin langsam bräunen. Tomaten und Thymian zufügen und unter Wenden 4–5 Minuten mitbraten. Den Spargel einlegen, kurz mitgaren, dann mit dem Weißwein ablöschen.

Den Fisch waschen, trocken tupfen und in 4 Stücke schneiden. Die Wolfsbarschfilets mit Meersalz und Pfeffer würzen und in einer beschichteten Pfanne in 2 EL Öl auf der Hautseite in 3–4 Minuten langsam goldbraun braten. Wenden und bei milder Hitze gar ziehen lassen.

Den Spargel mit den Tomaten auf Teller verteilen und das Wolfsbarschfilet darauf anrichten. Alles mit Pfeffer übermahlen, mit Basilikumblättern und Zitronenzesten bestreuen und sofort servieren.

Barsch

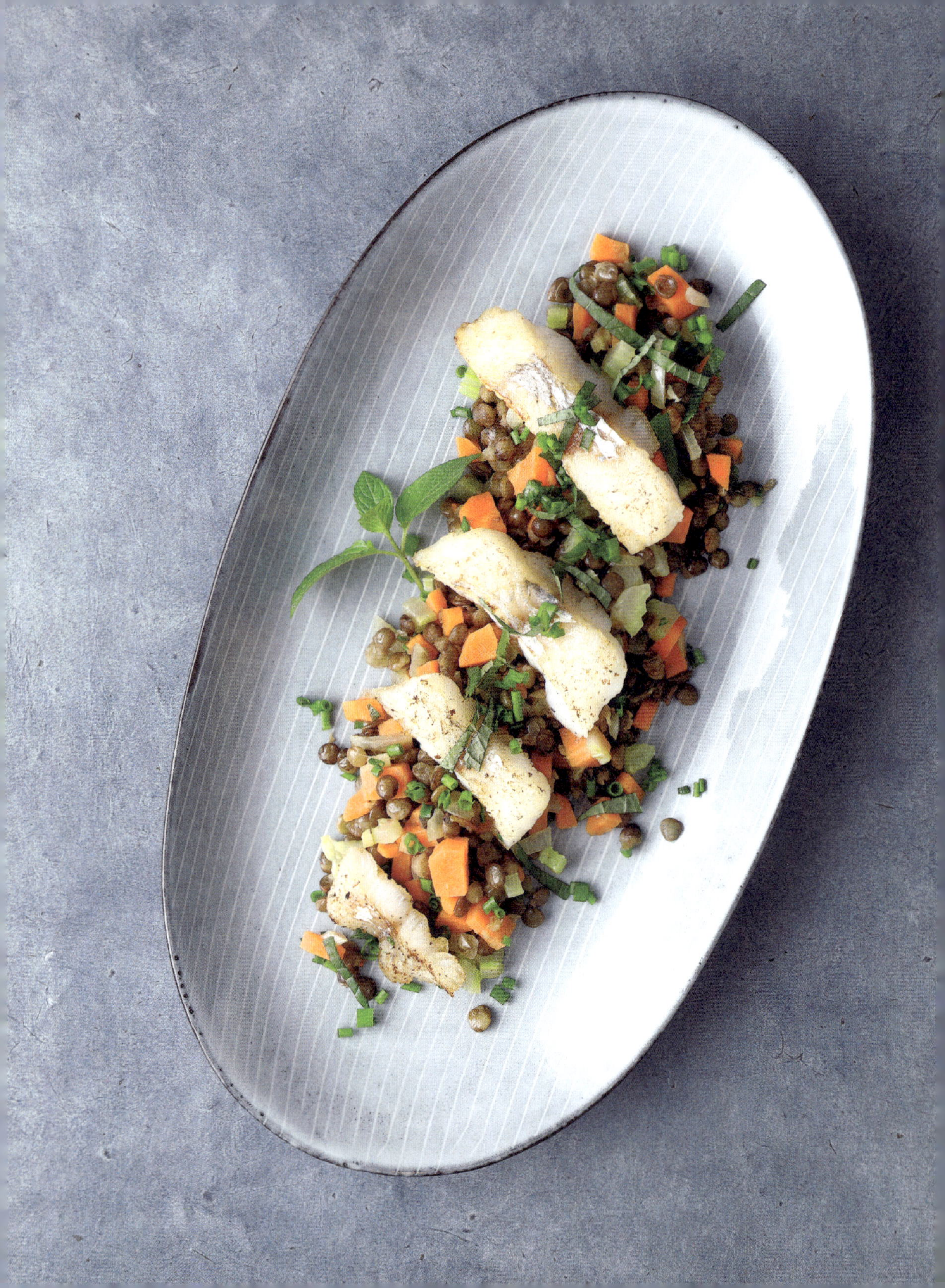

Zander-Linsen mit Zitronengras und Minze

Mit seinem besonders zarten und grätenfreien Fleisch schmeckt der fettarme Zander sehr frisch und saftig.

Für 4 Portionen

Vorbereitungszeit: 25 min.

Zubereitungs- und Garzeit: 45 min.

Gesamtzeit: 1 h 10 min.

Schwierigkeitsgrad: einfach

Nährwertangaben pro Portion

Energie (kcal/kJ): 388 / 1625

Eiweiße: 38,1 g

Fette: 13,4 g

Kohlenhydrate: 27,7 g

Ballaststoffe: 7,6 g

Cholesterin: 0,12 g

Broteinheiten: 2,3

Zutaten

120 g kleine Linsen, z.B. Beluga
Salz
3 Stängel Zitronengras
1 Stange Staudensellerie
250 g Möhren
1 Zwiebel
1 Hand voll Minze
500 g Zanderfilet, ohne Haut
2 EL Olivenöl
100 ml Gemüsebrühe
Pfefferkörner, aus der Mühle
2 TL Limettensaft
2 Prisen Zucker, braun
Mehl, zum Wenden
1 EL Butterschmalz
Minze, für die Garnitur

Zubereitung

Die Linsen in kochendem Salzwasser mit noch etwas Biss garen, abgießen und abtropfen lassen. Das Zitronengras von den Hüllblättern befreien und in feine Röllchen schneiden. Den Staudensellerie waschen, putzen und klein würfeln. Die Möhren und die Zwiebel schälen und ebenfalls würfeln. Die Minze waschen, trocken schütteln und fein Streifen schneiden. Den Fisch abbrausen, trocken tupfen und in Medaillons à ca. 55 g aufschneiden.

Das Olivenöl in einem Topf erhitzen, Zwiebel, Zitronengras, Sellerie und Möhren darin anschwitzen. Mit der Brühe ablöschen und unter gelegentlichem Schwenken kochen lassen, bis die Flüssigkeit beinahe verkocht ist. Die Linsen hinzufügen und mit Salz, Pfeffer, Limettensaft und braunem Zucker abschmecken.

Den Zander würzen, in Mehl wenden und in heißem Butterschmalz von allen Seiten 2–3 Minuten braten. Die Minze unter das Gemüse heben als Bett auf Tellern anrichten und den Zander darauf verteilen. Mit frischer Minze garnieren.

Zander

Vegetarische Rezeptideen

Pescetarische Ernährung bedeutet nicht, dass jeden Tag Fisch gegessen wird. Gerade Familien wissen auch, dass die Zubereitung von frischem Fisch häufig im Alltag schwer unterzubringen ist. Dennoch gibt es Fischrezepte, die relativ einfach und schnell umzusetzen sind. Gerade mit Gemüse schmecken diese ganz hervorragend, wobei man den Fisch dann auch mal gerne weglassen darf.

Dagegen ist die vegetarische Küche vielfältig, oftmals einfach umsetzbar und ideal zur regelmäßigen Kombination mit Fischgerichten. Die Ernährungsform Pescetarismus zählt, wenn man so will, zu den Sonderformen im Vegetarismus: Es handelt sich ebenfalls um eine vom Fleisch befreite Ernährung, die aber durchaus auf eine bunte Palette von tierischen Produkten setzt.

Dagegen ist die vegetarische Küche vielfältig, oftmals einfach umsetzbar und ideal zur regelmäßigen Kombination mit Fischgerichten.

Die pescetarische und vegetarische Küche ist für Menschen von besonderem Wert, die abends ihre Hauptmahlzeit zu sich nehmen. Hierbei sollten Sie darauf achten, dass Sie den Tag mit einem genussvollen, bekömmlichen Gericht abschließen, ohne den Körper in der Nacht zu belasten: leichtverdauliche Kohlenhydrate kombiniert mit einer geballten Ladung Schönheitsvitamine, -mineralstoffe und -spurenelemente.

Die einfache Kunst des Fermentierens

Freunden Sie sich insbesondere mit fermentierten Lebensmitteln an! Diese sind eine hervorragende Quelle für sämtliche Vitamine des B-Komplexes sowie Kalzium, Magnesium, Eisen, Zink und den darmgesunden Probiotika. Die resistente Stärke ist zusätzlich ein natürlicher Schlankmacher: Ein Teil der Stärke – also der komplexen Kohlenhydrate – in Kartoffeln, Nudeln und Reis, wird beim Abkühlen zu resistenter Stärke. Sie kann nicht verdaut werden und kommt hauptsächlich dem Dickdarm als Ballaststoff zugute. Daher ist der Kaloriengehalt von stärkehaltigen Lebensmitteln, die vollständig abgekühlt wurden, etwas niedriger und der Ballaststoffanteil höher.

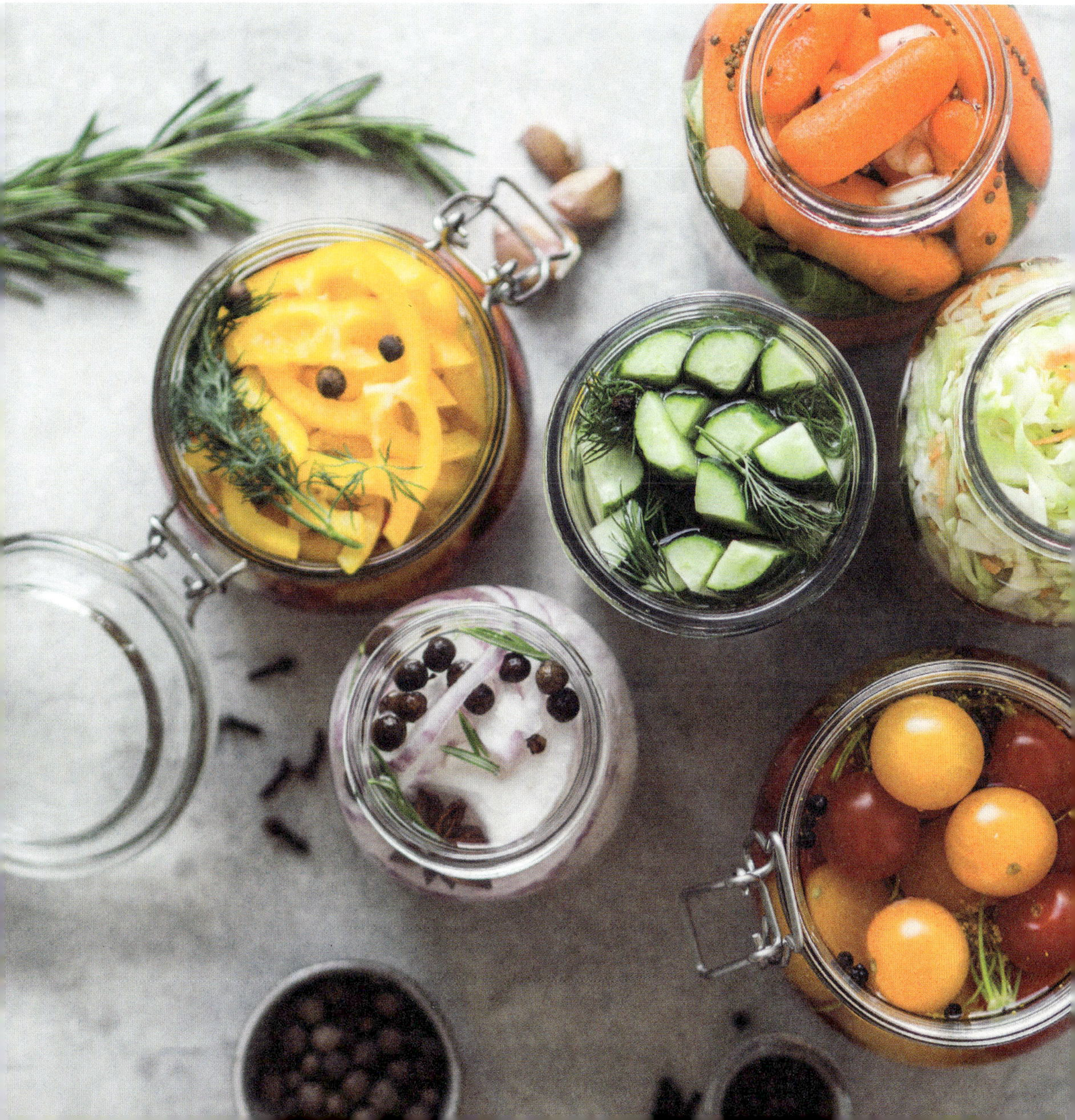

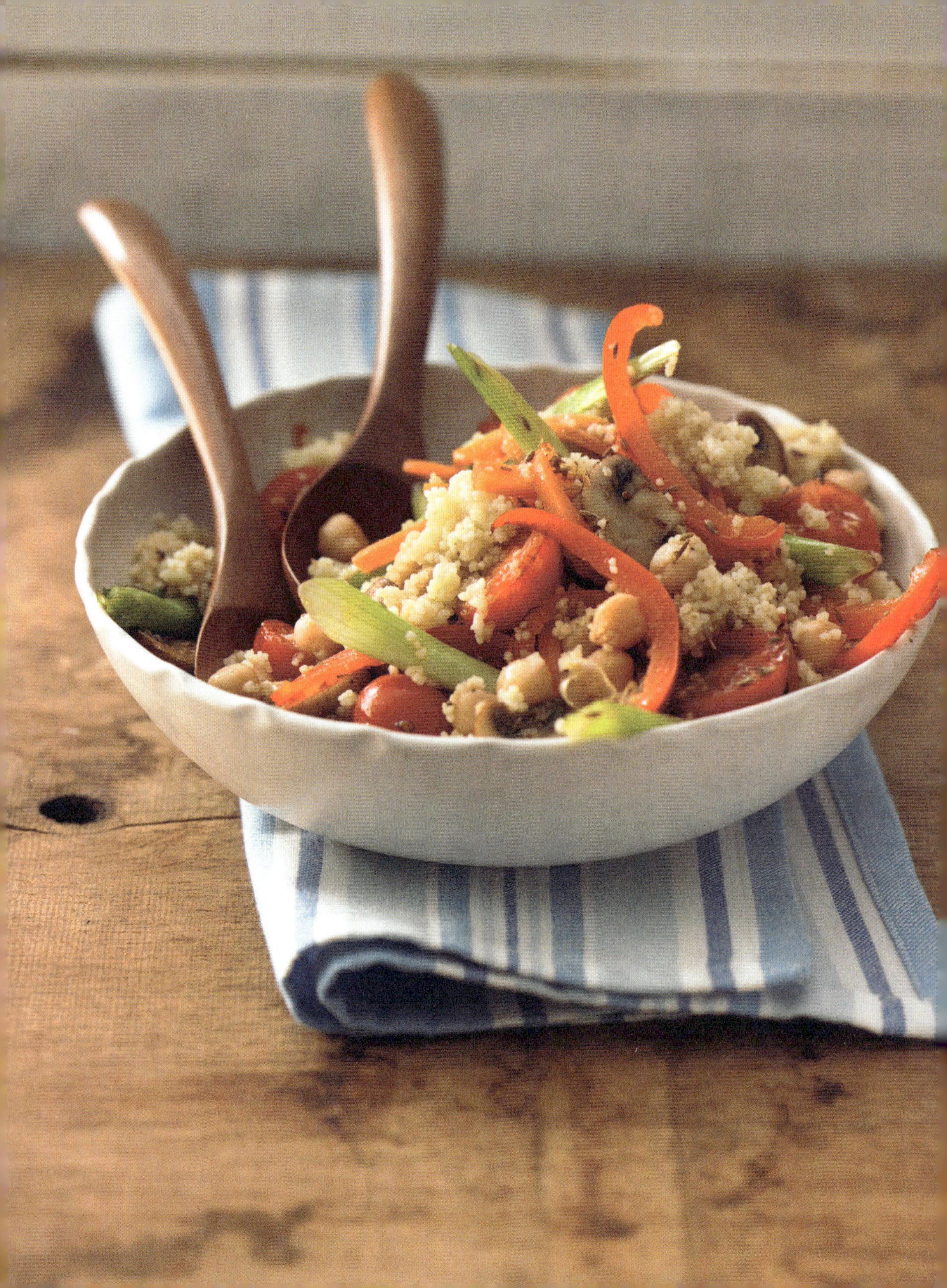

Fitnesssalat mit Gemüse und Hülsenfrüchten

Hülsenfrüchte unterstützen Ihre Haut bei der Regeneration. Außerdem schmecken sie kalt und warm!

Für 4 Portionen

Vorbereitungszeit: 30 min.

Zubereitungs- und Garzeit: 40 min.

Gesamtzeit: 1 h 10 min.

Nährwertangaben pro Portion

Energie (kcal/kJ): 212 / 885

Eiweiße: 7,71 g

Fette: 6,62 g

Kohlenhydrate: 24,9 g

Ballaststoffe: 5,91 g

Cholesterin: 0,03 mg

Broteinheiten: 2,1

Zutaten

250 ml Gemüsebrühe
120 g Hirse
200 g Kichererbsen, Glas
2 Stangen Staudensellerie
2 Schalotten
1 Knoblauchzehe
2 Paprikas, rot
100 g Cocktailtomaten
125 g Champignons, braun
4 EL Olivenöl
Salz
Pfefferkörner, aus der Mühle
3–4 EL Zitronensaft

Zubereitung

Die Brühe aufkochen, die Hirse einstreuen und 10 Minuten leise köcheln lassen. Den Herd ausschalten und die Hirse weitere 40 Minuten bei geschlossenem Deckel quellen lassen. Anschließend auskühlen lassen.

Die Kichererbsen abgießen und abtropfen lassen. Den Sellerie putzen, waschen, die Stangen längs halbieren und schräg in 5 cm lange Stücke schneiden. Die Schalotte und den Knoblauch abziehen und fein hacken. Die Paprika waschen, putzen und in schmale Streifen schneiden. Die Tomaten waschen und halbieren. Die Champignons putzen und in Scheiben schneiden. 2 EL Öl in einer Pfanne erhitzen und die Schalotten und den Knoblauch darin andünsten. Den Sellerie zugeben und unter Wenden 2 Minuten braten. Die Champignons zugeben und 3–4 Minuten mitbraten, bis die entstandene Flüssigkeit wieder verdampft ist. Aus der Pfanne in eine Schüssel geben. Das restliche Öl erhitzen und die Paprika anbraten. Ebenfalls in die Schüssel geben.

Mit Salz, Pfeffer und Zitronensaft kräftig abschmecken. Die Hirse und Kichererbsen untermischen, erneut abschmecken und servieren.

Salat

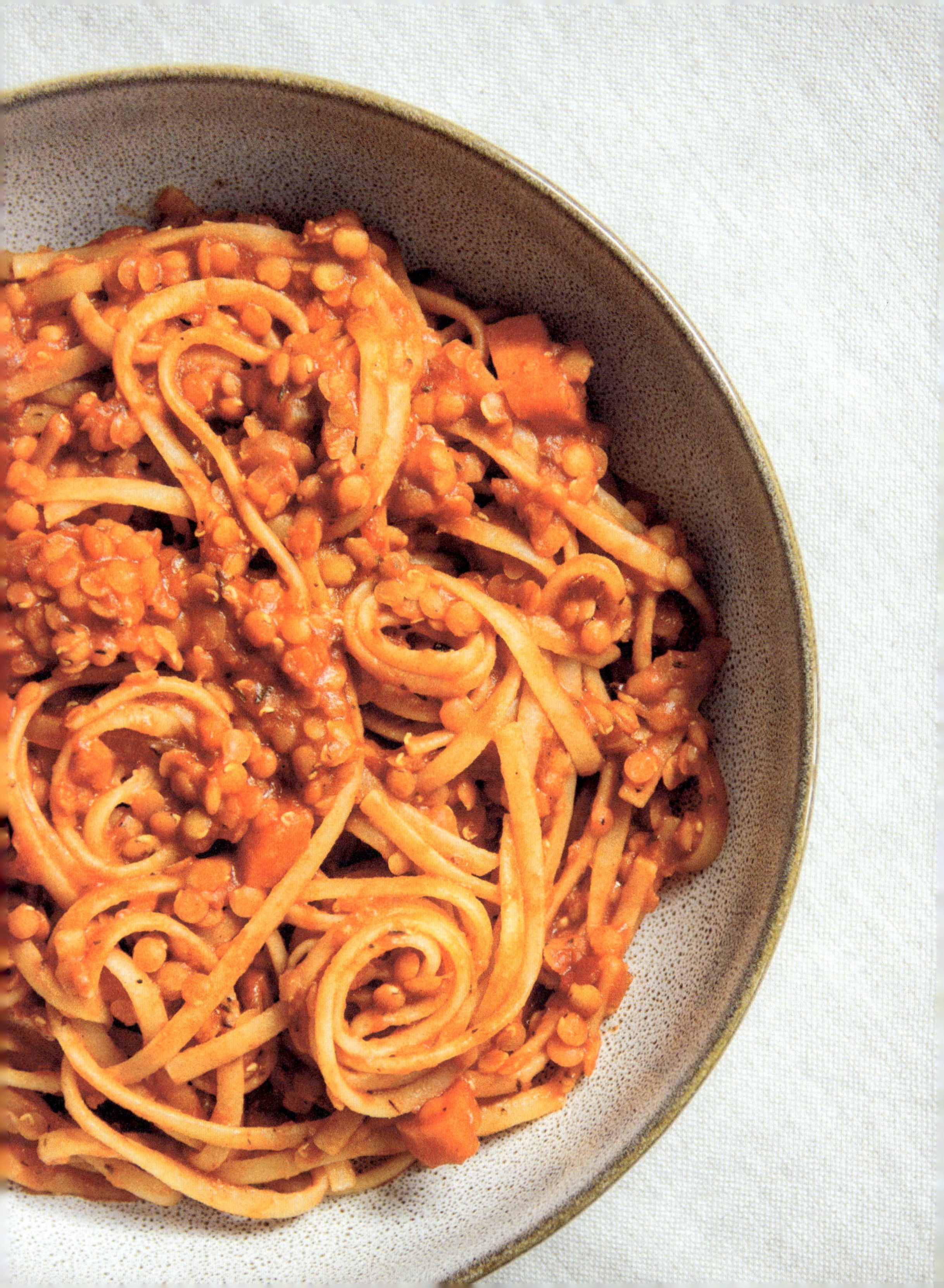

Linguine mit fleischloser Bologanese

Ein Rezept, das zeigt, dass es nicht immer Fleisch sein muss. Auch hier empfehle ich regional produzierte Linsen statt Soja oder Tofu.

Für 4 Portionen

Vorbereitungszeit: 20 min.

Zubereitungs- und Garzeit: 30 min.

Gesamtzeit: 50 min.

Schwierigkeitsgrad: einfach

Nährwertangaben pro Portion

Energie (kcal/kJ): 771 / 3228

Eiweiße: 33,9 g

Fette: 16,1 g

Kohlenhydrate: 119 g

Ballaststoffe: 17,3 g

Cholesterin: 83 mg

Broteinheiten: 10

Zutaten

1 Zwiebel
2 Knoblauchzehen
2 Möhren
2 Stangen Staudensellerie
3 EL Olivenöl
175 g Linsen, rot
2 EL Tomatenmark
800 g Tomaten, passiert
2 TL Italienische Kräuter, getrocknet
250 ml Gemüsebrühe
Salz
Pfeffer, aus der Mühle
375 g Linguine

Zubereitung

Zwiebel und Knoblauch abziehen und fein würfeln. Möhren und Sellerie waschen, putzen bzw. schälen und ebenso klein würfeln. Alles in einem Topf im Olivenöl 3–4 Minuten andünsten.

Linsen und Tomatenmark zugeben, kurz mitschwitzen und mit den passierten Tomaten auffüllen. Kräuter und Brühe zugeben und alles 12–15 Minuten köcheln lassen. Mit Salz und Pfeffer würzen und abschmecken.

Die Linguine in kochendem Salzwasser nach Packungsanweisung bissfest garen. Abgießen, abtropfen lassen und zur Bolognese geben.

Alles gut vermischen, in tiefen Tellern anrichten und servieren.

Linguine

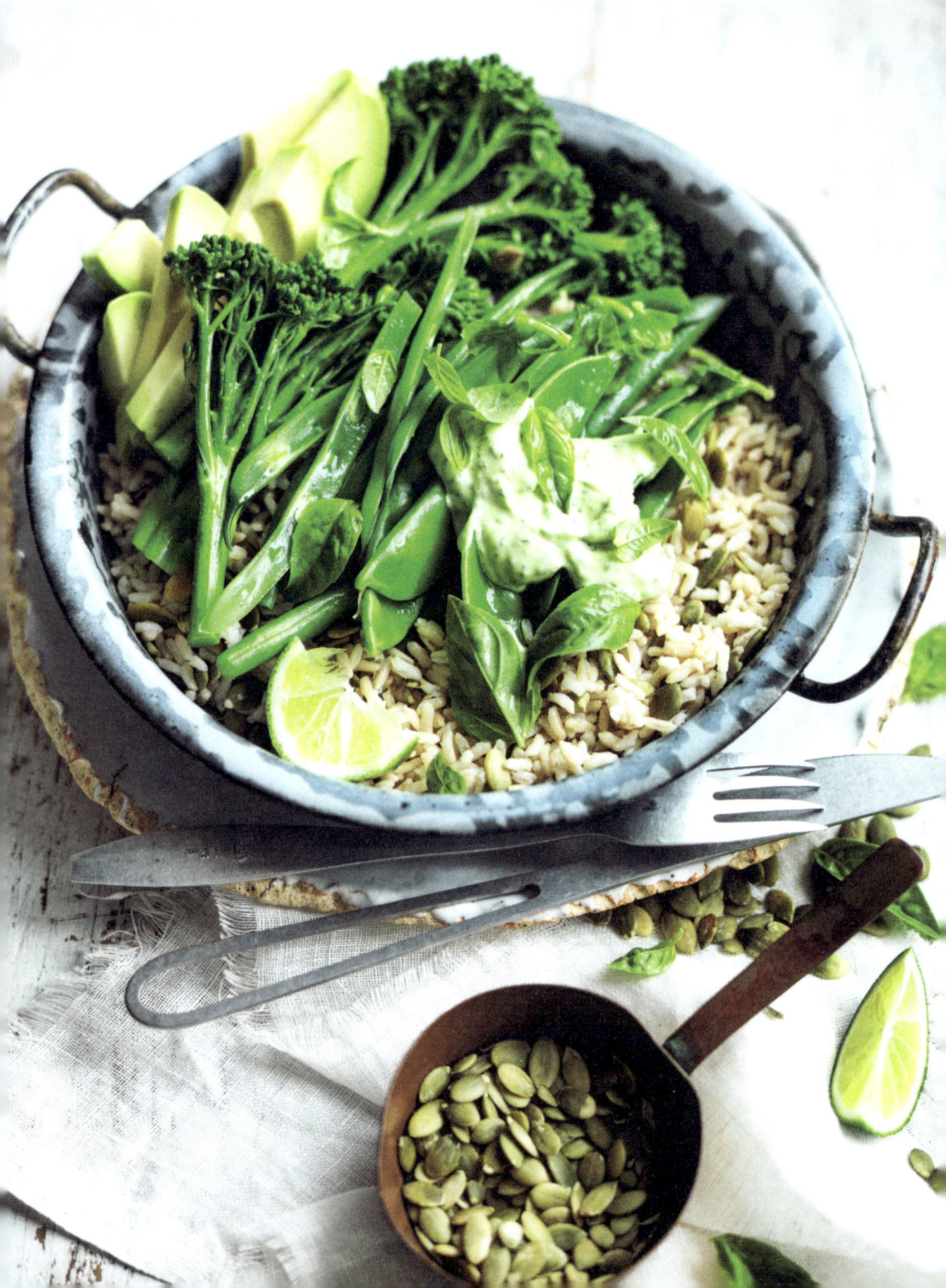

Grüner Reis und Kürbiskerne

Mit ihrem hohen Eisengehalt sind Kürbiskerne ein wahrer Kick für die Gesundheit, insbesondere für Ihr Haar.

Für 4 Portionen

Vorbereitungszeit: 15 min.

Zubereitungs- und Garzeit: 20 min.

Gesamtzeit: 35 min.

Schwierigkeitsgrad: einfach

Nährwertangaben pro Portion

Energie (kcal/kJ): 516 / 2164

Eiweiße: 14,6 g

Fette: 22,6 g

Kohlenhydrate: 62,2 g

Ballaststoffe: 10,2 g

Cholesterin: 13,9 mg

Broteinheiten: 5,2

Zutaten

Für das Dressing

1 Avocado

2 Stängel Basilikum, und zum Garnieren

150 g Joghurt, griechisch

2 EL Zitronensaft

1 EL Essig

1 EL Olivenöl

Salz

Pfeffer, aus der Mühle

Für den Salat

250 g Reis, braun

Salz

200 g Bohnen, grün

200 g Brokkolini

150 g Zuckerschoten

1 Avocado

2 EL Kürbiskerne, geröstet

1 Limette, Bio, in Spalten

Zubereitung

Für das Dressing die Avocado halbieren, den Kern entfernen und das Fruchtfleisch aus der Schale heben. Basilikum waschen, trocken schütteln, grob hacken, mit Avocado, Joghurt, Zitronensaft, Essig und Öl im Mixer fein pürieren. Mit Salz und Pfeffer würzen.

Den Reis in kochendem Salzwasser in 25–30 Minuten mit leichtem Biss garen. Bohnen, Brokkolini und Zuckerschoten sortenrein waschen und putzen. Bohnen 6–7 Minuten in kochendem Salzwasser garen. Brokkolini nach ca. 3 Minuten zugeben, Zuckerschoten in der letzten Minute hinzufügen. Anschließend abgießen, kalt abschrecken und abtropfen lassen. Avocado halbieren, Kern entfernen, das Fruchtfleisch aus der Schale heben und in Scheiben schneiden.

Den Reis abgießen, abtropfen lassen, mit den Kürbiskernen mischen und in eine große Schale füllen. Das Gemüse darauf anrichten und das Dressing darüber verteilen. Mit Limettenspalten garnieren und servieren.

Reis

Flavoured Water und Beauty-Smoothies

Unser Körper besteht zu rund 70 Prozent aus Wasser. Wasser braucht der Organismus für viele verschiedene lebenswichtige Funktionen: Es transportiert zum Beispiel die Nährstoffe aus der Nahrung durch den Blutkreislauf in die Zellen, in unser Gehirn und in die Organe. Wasser hilft dem Körper aber auch, Toxine herauszuschwemmen. Es ist also essenziell wichtig, den Körper Tag für Tag mit ausreichend Flüssigkeit zu versorgen, im Idealfall mit 2–3 Liter pro Tag.

In Bezug auf Wasser verfügt unser Körper leider nicht über ein Frühwarnsystem: Wenn wir also Durst verspüren, ist es schon zu spät und es herrscht ein Flüssigkeitsdefizit. Ist der Körper nun dehydriert, zieht er sich Flüssigkeit aus den Zellen und das zeigt sich auch am Hauterscheinungsbild. Die Haut wird trocken, verliert mehr und mehr an Spannkraft und leider auch den Glow. Die Frische und Vitalität des Teints gehen verloren.

Beauty Shots, Säfte und Smoothies sind hier besonders wertvoll: Sie versorgen den Körper nicht nur mit ausreichend Flüssigkeit, sondern liefern gleichzeitig die ganze Nähr- und Vitalstoffpower.

Gegen freie Radikale und für mehr Glow

Freie Radikale sind aggressive Sauerstoffverbindungen, die zum einen während verschiedener körpereigener Stoffwechselprozesse gebildet werden. Zum anderen entstehen sie durch schädliche äußere Einflüsse wie etwa Umwelttoxine, Zigarettenrauch oder UV-Strahlung. Diese freien Radikale sind hochreaktiv, das bedeutet, dass Schäden im Organismus entstehen können, wenn sie nicht ausreichend bekämpft und neutralisiert werden. Es kommt zum sogenannten „oxidativen Stress“, der Krankheiten wie Arthritis, Arteriosklerose oder gar Krebs begünstigen kann. Zur Bekämpfung dieser schädlichen freien Radikale braucht der Körper Mineralstoffe, Enzyme und Vitamine. Vor allem auch Antioxidantien sind sehr wichtige Radikalfänger.

Vitamin C und Vitamin E sind beispielsweise sehr wichtige Antioxidantien. Sie wirken zusammen mit anderen Radikalfängern wie Vitamin B2, Selen oder Zink. Im Zusammenspiel, also als sogenanntes antioxidatives Netzwerk, können sie schädliche freie Radikale neutralisieren. Freie Radikale setzen auch dem Hauterscheinungsbild massiv zu. Entzündungen, Irritationen und Unreinheiten werden durch diese aggressiven Moleküle begünstigt. Der Hautalterungsprozess schreitet zudem schneller voran. Es kommt zur vorzeitigen Bildung von Falten und Linien. Die Haut verliert ihre Elastizität und Spannkraft, der Teint wirkt fahl und müde. Der Hautalterungsprozess ist ein natürlicher Vorgang, der sich niemals vollständig aufhalten lässt. Durch eine adäquate Pflege und einen gesunden Lifestyle lässt er sich aber deutlich verlangsamen. Beauty-Smoothies können hierzu einen sehr wichtigen Beitrag leisten. Ich schlage Ihnen etwa einen Beeren-Smoothie vor, der aber sehr einfach variiert werden kann.

Der Hautalterungsprozess ist ein natürlicher Vorgang, der sich niemals vollständig aufhalten lässt. Durch eine adäquate Pflege und einen gesunden Lifestyle lässt er sich aber deutlich verlangsamen.

Beauty-Limonade – so vielfältig und ganz einfach

Tun Sie sich jeden Tag etwas Gutes mit Flavoured Water: Verfeinern Sie in einer Karaffe stilles Wasser mit dünnen Bio-Gurkenscheiben, Zitronen, Minze oder Blaubeeren. Oder seien Sie selbst kreativ und würzen Sie Wasser mit Kräutern aus Ihrem Garten!

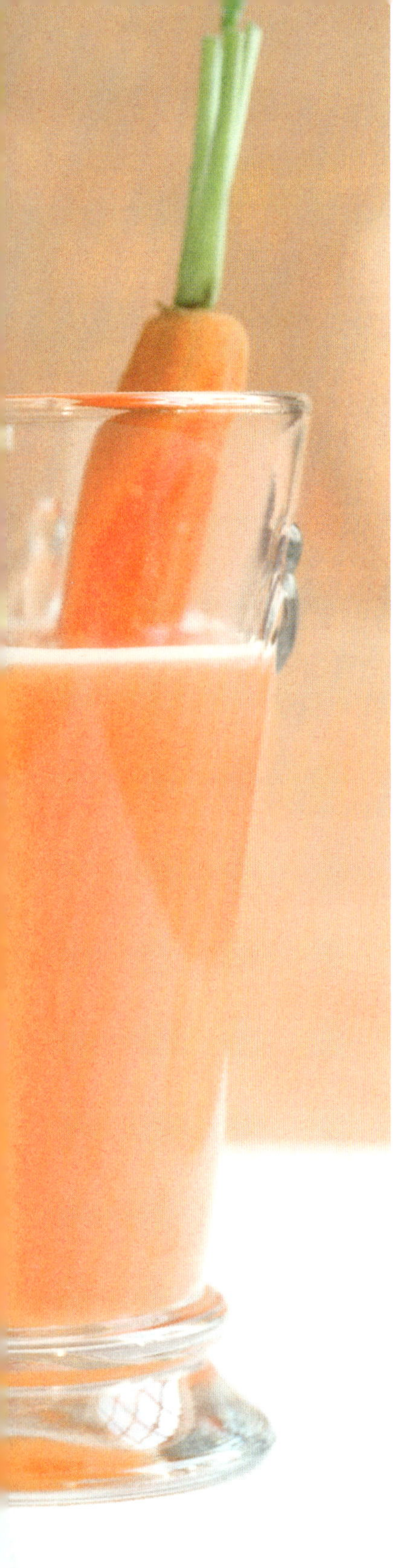

Buttermilch-Möhren-Drink mit Orangen

Vitaminreich und gut für Ihren Stoffwechsel!

Für 4 Portionen

Vorbereitungszeit: 5 min.

Gesamtzeit: 5 min.

Schwierigkeitsgrad: einfach

Zutaten

500 ml Orangensaft, frisch gepresst, gekühlt

400 ml Möhrensaft, gekühlt

1 EL Orangenblütenhonig

1 TL Zimtpulver

200 ml Buttermilch, gut gekühlt

Zubereitung

Orangensaft, Möhrensaft, Honig und Zimt gut verrühren. Die Saftmischung auf 4 Gläser (ca. 350 ml) verteilen und mit der Buttermilch aufgießen. Nach Belieben mit Baby-Möhren dekorieren.

Roter Beeren-Smoothie

Schenkt Kraft und fördert ein schönes Hautbild.

Für 4 Portionen
Vorbereitungszeit: 15 min.
Gesamtzeit: 15 min.
Schwierigkeitsgrad: einfach

Zutaten

500 g Beeren, frisch, z.B. Him-, Heidel- und Johannisbeeren
50 g Mandeln
80 g Haferflocken, glutenfrei
2 TL Kokosöl
1 Prise Vanille, gemahlen

Zubereitung

Die Beeren verlesen, waschen und abtropfen lassen. Eine Alternative zu frischen Beeren stellen Biowaldbeeren aus der Tiefkühltruhe dar. Mit Mandeln, Haferflocken und Kokosöl in einen Mixer geben. Etwa 750 ml kaltes Wasser und Vanille zugeben und alles fein cremig pürieren. Wer es stilvoll mag: In 4 Gläser mit Schraubverschluss (ca. 50 ml) füllen und mit Trinkhalmen servieren.

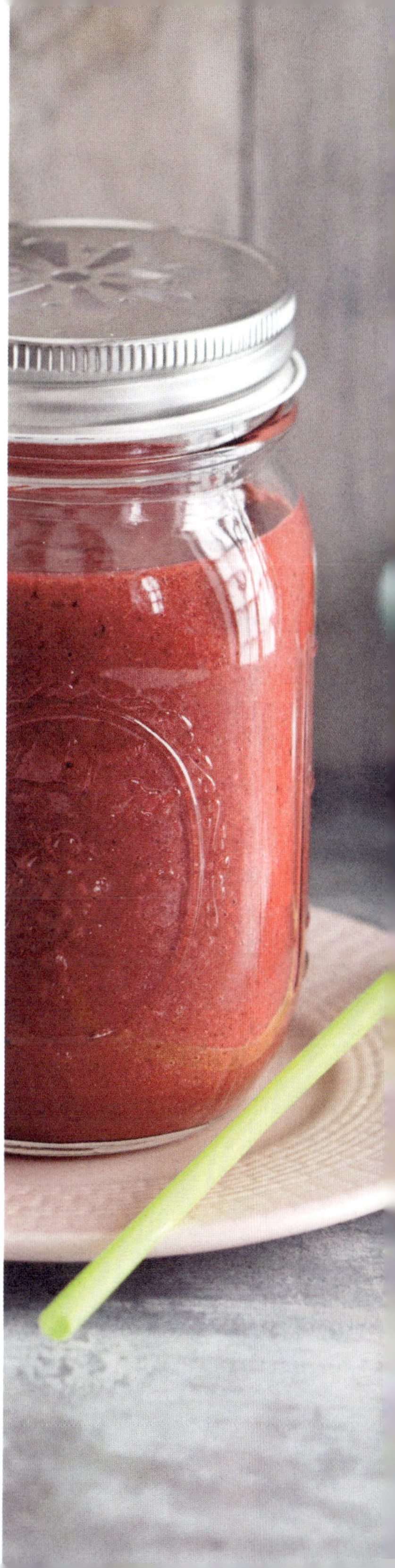

Haftungsausschluss

Die Inhalte dieses Buchs sind sorgfältig erwogen und geprüft. Sie bieten aber keinen Ersatz für medizinische oder ärztliche Beratung. Alle Angaben in diesem Buch erfolgen daher ohne jegliche Gewährleistung oder Garantie seitens des Verlages und des Autors. Eine Haftung des Verlages oder des Autors und seiner Beauftragten für Personen-, Sach- und Vermögensschäden ist ausgeschlossen.

Bildnachweis

Alle Rezeptfotografien © Image Profesisonals GmbH, München

2 © Molino Verlag GmbH, 7 © cityphoto24/shutterstock.com, 10 © Yolo Art/shuttertstock.com; 14 © Molino Verlag GmbH; 23 © Dietwal/shutterstock.com; 24 © Galina Tsyrulnik/iStock.com; 28 © assalve/iStock.com; 33 © Alena Haurylik/shutterstock.com; 37 © Popartic/iStock.com; 54 © Kerrick/iStock.com; 64 © sveta_zarzamora/iStock.com; 65 © GMVozd/iStock.com; 70 © Lacheev/iStock.com; 111 © Olga Peshkova/iStock.com.

Die Deutsche Nationalbibliothek verzeichnet diese Publikation in der Deutschen Nationalbibliografie; detaillierte bibliografische Daten sind im Internet über http://dnb.ddb.de abrufbar.

Mang, Werner (Autor)

Iss dich schön!

Pescetarier – die neue Lebensart

Howto mit Professor Mang, Deutschlands bekanntester Schönheitschirurg

ISBN 978-3-948696-24-5

Redaktionsleitung: Dr. Matthias Slunitschek
Umschlaggestaltung und Icon: Svenja Kruse, Hamburg
Satz und Gestaltung: wunderlichundweigand, Schwäbisch Hall
Druck und Bindung: Finidr/CZ